がん　糖尿病　認知症　免疫力　寝たきり

最新研究でわかった

日本人の長生き栄養学

医学博士
白澤卓二

X-Knowledge

まえがき

本書は世界と日本から探し出した最新理論に基づき、私たち日本人にとって一番体にいい栄養のとり方を紹介した本です。

人間が長生きできるかどうかの基本は食生活にあります。健康長寿のために「栄養のバランスよく食べましょう」と言われますが、そのために役立つ知識が栄養学です。栄養学は日々進化しており、かつて常識だった知識が否定されたり、今まで知られていなかった健康成分も次々と発見されています。

一方で、昔から食べられていた発酵食品も、栄養学の観点から新たな光を浴びるようになってきました。発酵食品は、微生物の力でもとの食材にはない有効成分を加えて栄養価を高めますが、この事実も科学的に明らかになりました。

また世界中の学者の研究によって、どんな食べ物のどんな成分を摂れば長生きできるかもわかってきたのです。

当たり前ですが寿命を延ばすには、病気にならないことが重要です。「老衰」で天寿をまっとうできる人は一握り。ほとんどの人が加齢とともに、病気を抱えたまま亡くなります。

高齢化にともなう病気で、寿命を縮めてしまう代表的な病気といえば、生活習慣病とがんです。生活習慣病とは、食生活などの要因で発症する糖尿病や高血圧、脂質異常症などのことを言います。これらの病気は動脈硬化（血管の老化）を進めて、心筋梗塞や脳卒中のリスクを高めます。

一方、がんは日本人の死亡原因の第1位であり、高齢になるほど発症リスクが高くなる病気です。でも心配いりません。最新の研究から生活習慣病もがんも、どんなものを食べれば予防できるか、わかってきたのです。

生活習慣病とがんが予防できれば、100歳まで生きることは難しいことではありません。実際、現在の日本では100歳を超えて生きる人は珍しくなくなりました。しかし、いくら長生きできても認知症になったら、長寿の喜びは享受できません。また認知症は家族にも大きな負担をかけてしまいます。

認知症の1つであるアルツハイマー病は、かつては治らない病気と言われていましたが、最新の研究で画期的な予防理論が発見されています。この理論に基づいた予防法も、栄養の摂り方がとても重要な要素になっています。

認知症とともに、高齢者が不安になるのが寝たきりです。寝たきりの原因の1つに筋力低下がありますが、歳をとれば誰でも筋力が低下するわけではありません。最近の研究では、肉をよく食べている高齢者は長生きであることがわかってきました。かつては「高齢者は肉をあまり食べないほうがよい」と言われてきましたが、その常識も現在では完全に覆っています。なぜなら肉は筋肉の材料となる良質のたんぱく質の供給源である他、健康長寿に役立つ大切な栄養素をたっぷり含んでいることがわかってきたからです。


健康長寿によい食べ物だからといって、食べすぎてしまえば肥満を招きます。肥満は生活習慣病を引き起こす大きな要因の1つなので食べすぎてはいけません。

それだけではありません。最近の研究では少食のほうが寿命を延ばすことも明らかになりました。だから食べすぎないことはとても大事です。

それと「何を食べるか」ではなく「何を食べないか」も知っておく必要があります。飽食の時代と言われる現代は、寿命を縮める食べ物があふれています。それらの食品には健康を害する「毒物」が含まれていますが、これも健康長寿のためには知っておかなくてはならない知識の1つです。

食べ物だけでは長生きすることはできません。特に大事なのは睡眠と運動です。睡眠不足は慢性疲労の原因となるだけでなく、脳の老廃物を増やして認知症のリスクを高めることがわかっています。

また食べ物だけでは筋力低下は防げません。たんぱく質を摂って運動をすることで、初めて筋力は強化されるのです。本書は健康長寿に役立つ食べ物を紹介することがおもな目的ですが、こうした知識にも触れています。

この本は読み物として楽しみ、興味をもった項目から実践してみることをおすすめします。読者の健康長寿を願ってやみません。

2020年6月吉日　白澤卓二

目次

第1章 長生きのための栄養素はこれだ

第2章

生活習慣病、がんを防ぐ栄養素

第3章

認知症を防ぐ栄養素

第4章

寝たきりを防ぐ栄養素

第5章

栄養素を生かす食べ方と生活習慣

ブックデザイン/大場君人
取材・執筆/福士 斉
本文デザイン・DTP/平野智大(マイセンス)
印刷/シナノ書籍印刷

第1章

長生きのための栄養素はこれだ

生きるために必要な栄養素とは？

栄養とは、生き物がその生命を維持し、また成長していくために必要な成分を食べ物から摂り入れることを意味します。

その成分のことを「栄養素」と言います。栄養素は体の中で分解されて、私たちの体を作る材料や体を動かすエネルギーになります。

では私たちが生きていくためには、どんな栄養素が必要なのでしょう。栄養学の発展に伴い、過去の栄養学の常識は、どんどん覆されています。ただしそのすべてが否定されたわけではありません。

そこでこの章では、栄養学の基本を踏まえつつ、新たにわかってきた事実を紹介することにします。

まず基本中の基本として押さえておかなければならないのが「3大栄養素」です。これは小学校のとき、家庭科で習ったはずですが、覚えているでしょうか。

3大栄養素とは、「炭水化物（糖質）」「脂肪（脂質）」「たんぱく質」の3つです。炭水化物や脂肪はエネルギーに、たんぱく質は体を作る材料になります。ここまでは覚えている方も多いのではないでしょうか。

しかし3大栄養素だけでは、私たちは生きていくことができません。江戸時代に「江戸煩《わずら》い」と呼ばれる病気が流行しましたが、後にこれはビタミンB_1不足による脚気《かっけ》であることがわかりました。玄米を食べていた時代はビタミンB_1が欠乏することはなかったのですが、江戸時代に白米を食べる習慣が広まり、脚気が急増したのです。

このビタミンB_1と同じように、摂らないと病気になってしまう栄養素が、ビタミンAやビタミンCなどの「ビタミン」です。

もう1つ、摂らなければ生きていけない栄養素に「ミネラル」があります。骨の材料になるカルシウムは有名ですが、この他にもマグネシウムや鉄など、体に必要なミネラルはたくさんあります。

3大栄養素に、ビタミンとミネラルを加えたものを「5大栄養素」と言います。かつてはここまでが、必ず摂らなければ生きていけないという意味で「必須栄養素」と言われていました。

ところが栄養学が進むにつれて、必須栄養素だけでは、健康で長生きできないことがわかってきました。

その1つが6番目の栄養素と言われる「食物繊維」です。今では誰でも知っている栄養素ですが、かつては栄養価のないものとされていました。

もう1つは7番目の栄養素と言われる「フィトケミカル」です。「フィト」はギリシャ語で「植物」を意味しますが、フィトケミカルは野菜や果物に含まれる化学成分で、健康長寿に欠かせない栄養素であることが最近の研究でわかってきました。5大栄養素にこの2つを加えたのが「7大栄養素」です。


しかし健康長寿に必要な栄養素は、これだけで十分ではありません。その1つとして、**私が最も注目しているのが「発酵食品」です。発酵食品にはウイルスによる感染症などから自分の身を守る「免疫力」を高める栄養素です。**

最後に、厳密な意味では栄養素ではありませんが、生きていくために体の中に入れなければならない「水」も長生きのための栄養素の1つに加えています。

長生きのための栄養素

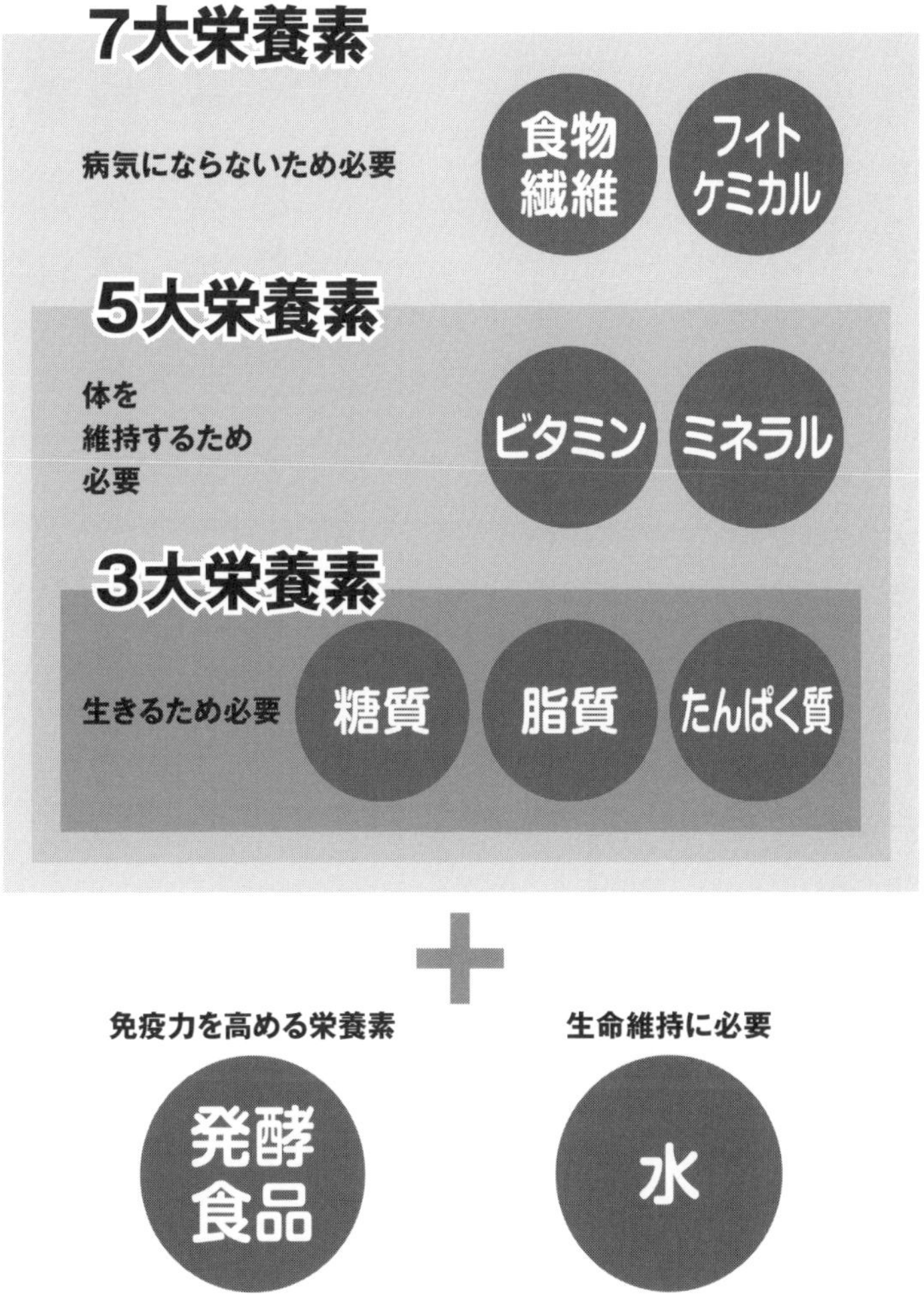
7大栄養素
病気にならないため必要
食物繊維
フィトケミカル
5大栄養素
体を維持するため必要
ビタミン
ミネラル
3大栄養素
生きるため必要
糖質
脂質
たんぱく質
免疫力を高める栄養素
発酵食品
生命維持に必要
水

3大栄養素

糖質① 糖質の摂りすぎが老化を進める

炭水化物と糖質は同じではありません。消化吸収されてエネルギーになる糖質と、消化吸収されない食物繊維を合わせたものが炭水化物で、ごはんやパン、麺類、いも類に多く含まれています。また果物や砂糖なども糖質を多く含む食品です。

糖質は消化吸収されるとブドウ糖に変わり、体を動かすエネルギー源になります。逆に糖質を摂りすぎると、エネルギーとして使いきれなかったブドウ糖が脂肪として蓄積され、肥満などの原因になります。

また余ったブドウ糖はたんぱく質と結合して、たんぱく質を糖化させてしまいます。すると、たんぱく質が変容し、ＡＧＥｓ（最終糖化産物）という物質が作り出され、体内に蓄積します。そしてＡＧＥｓが細胞にくっつくと炎症を起こし、老化を促進させて、さまざまな病気を引き起こすことがわかってきました。

現代人は昔ほどたくさんのエネルギーを必要としていないため、つい糖質を摂りすぎてしまう傾向があります。糖質の摂りすぎには注意しましょう。

糖質の摂りすぎで老化が進む

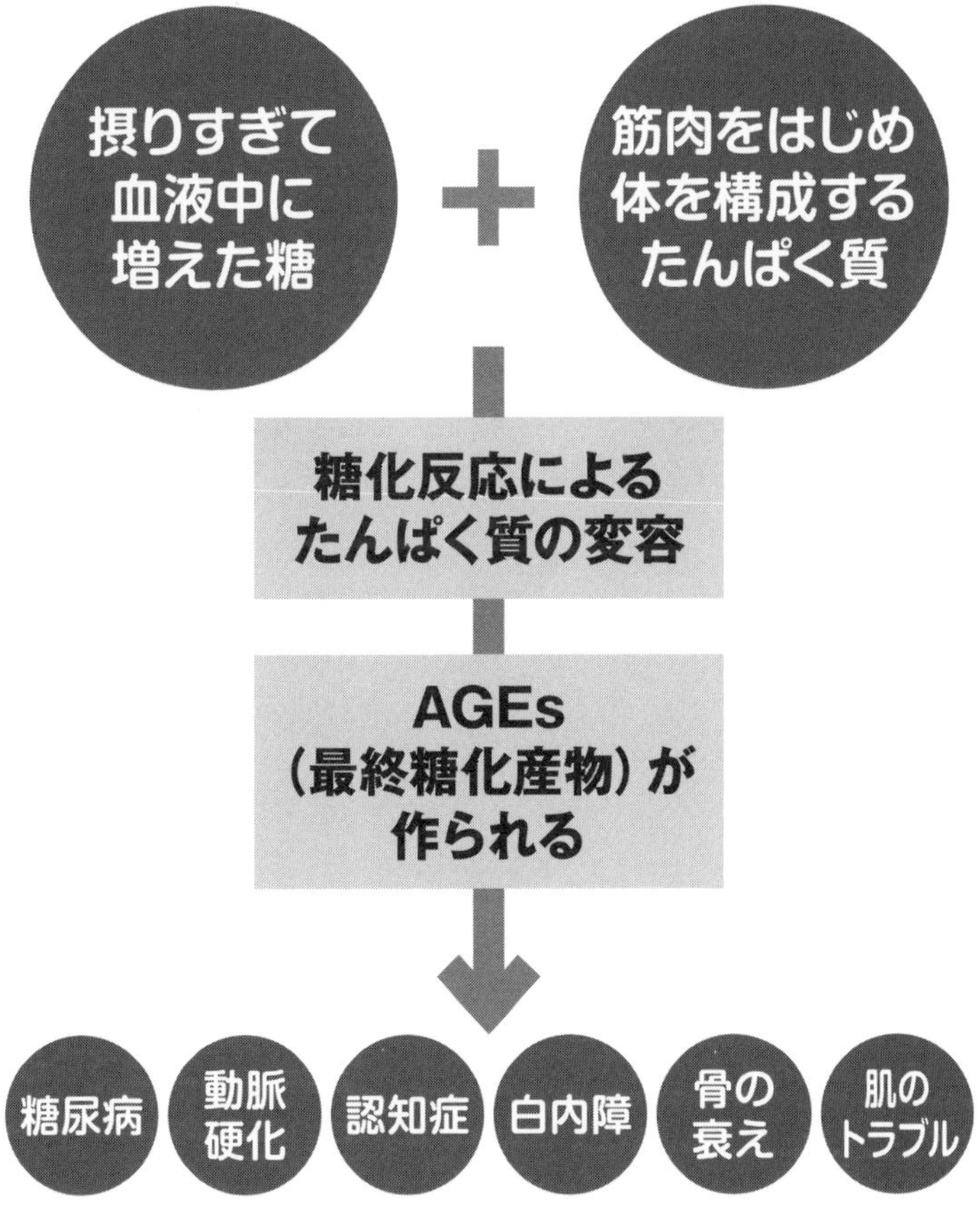

この他にもさまざまな疾患の原因に！

＊白澤卓二監修『医師がすすめる！　老けない最強の食べ方』（笠倉出版社）より一部改変

3大栄養素
糖質②　糖質の摂りすぎは認知症の発症を促進

糖質は消化吸収されてブドウ糖になり、血液に取り込まれます。この血液中の糖のことを「血糖」、血糖の濃度を示す値を「血糖値」と言います。

血糖は全身をめぐり、細胞のエネルギー源となります。血糖をエネルギーに換えるためには、インスリンというホルモンが必要です。糖質を摂った直後は血糖値が上昇し、インスリンが分泌されると血糖値が下がります。

インスリンは膵臓から分泌されますが、糖質を摂りすぎなどで肥満すると、インスリンの効き目が悪くなり、耐糖能障害が起こります。

耐糖能障害が起こると、血糖値が下がりにくくなり、やがて糖尿病を発症します。さらに糖尿病が進むと、膵臓のインスリンを分泌する機能も衰えてしまいます。

糖尿病になると、いろんな病気の発症リスクを高めますが、認知症もその1つです。

九州大学大学院医学研究院が行っている大規模な疫学調査、久山町研究によると糖尿病がアルツハイマー病と血管性認知症を悪化させることがわかっています。

糖尿病は認知症の増悪因子（久山町研究より）

アルツハイマー病

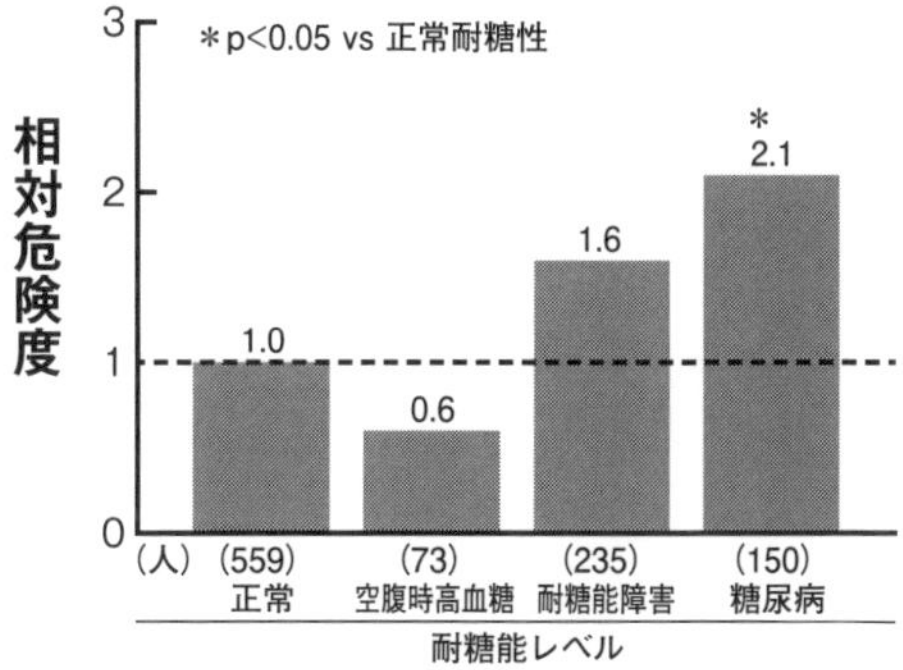

血管性認知症

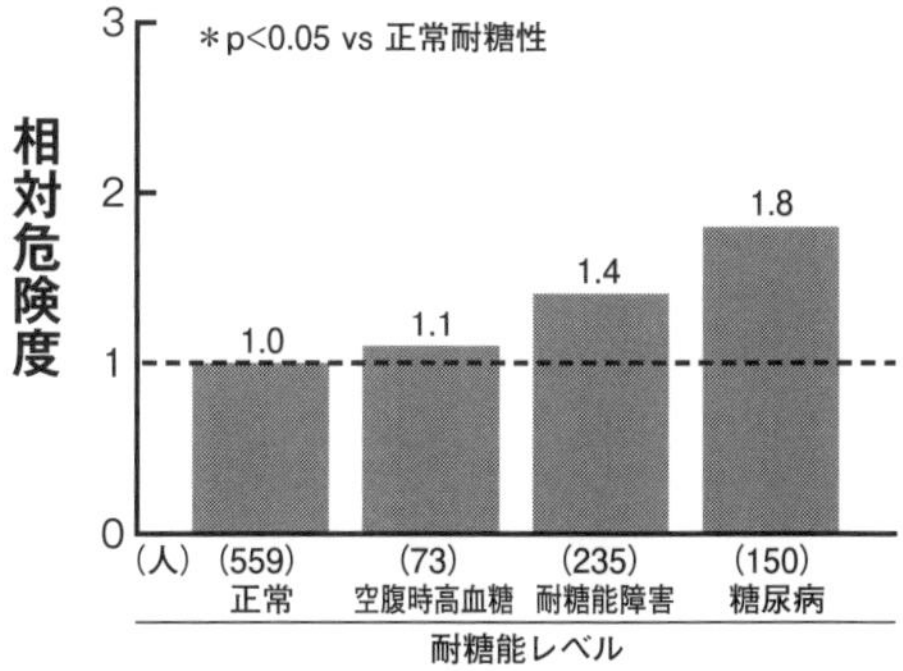

福岡県糟屋郡久山町の住民（60歳以上の男女1,022人）を1988年から2003年にかけて調査。「空腹時高血糖」や「耐糖能障害」はいわゆる「糖尿病予備軍」の段階で、右に行くほど耐糖能（糖を代謝する能力）レベルが低下する。それとともにアルツハイマー病や血管性認知症の発症リスクが高まることがわかった

＊豊橋ハートセンターのウェブサイトより（出典：Ohara T,Neurology,77:1126-1134,2011）

3大栄養素
脂質① 必須脂肪酸は体内で合成できない

脂質（脂肪酸）は酸素と結びついてエネルギーに換わります。よく言われるように、脂肪が燃焼してエネルギーになるのです。

植物油や魚油に多く含まれるものを不飽和脂肪酸、動物性の脂肪に多く含まれるものを飽和脂肪酸と言います。

さらに不飽和脂肪酸は、一価不飽和脂肪酸と多価不飽和脂肪酸に分けられます。多価不飽和脂肪酸は、体内で合成できないため、必須脂肪酸と呼ばれています。つまり必ず摂らなければならない脂肪酸なのです。

必須脂肪酸は、オメガ6系脂肪酸とオメガ3系脂肪酸に分かれます。さらに体内で、オメガ6系脂肪酸はリノール酸、オメガ3系脂肪酸はα-リノレン酸、EPA（イコサペンタエン酸）、DHA（ドコサヘキサエン酸）に換わります。

脂質の摂りすぎも健康を害すると言われますが、それは正しくありません。脂質で大事なのは質やバランスなのです。

脂質（脂肪酸）の分類

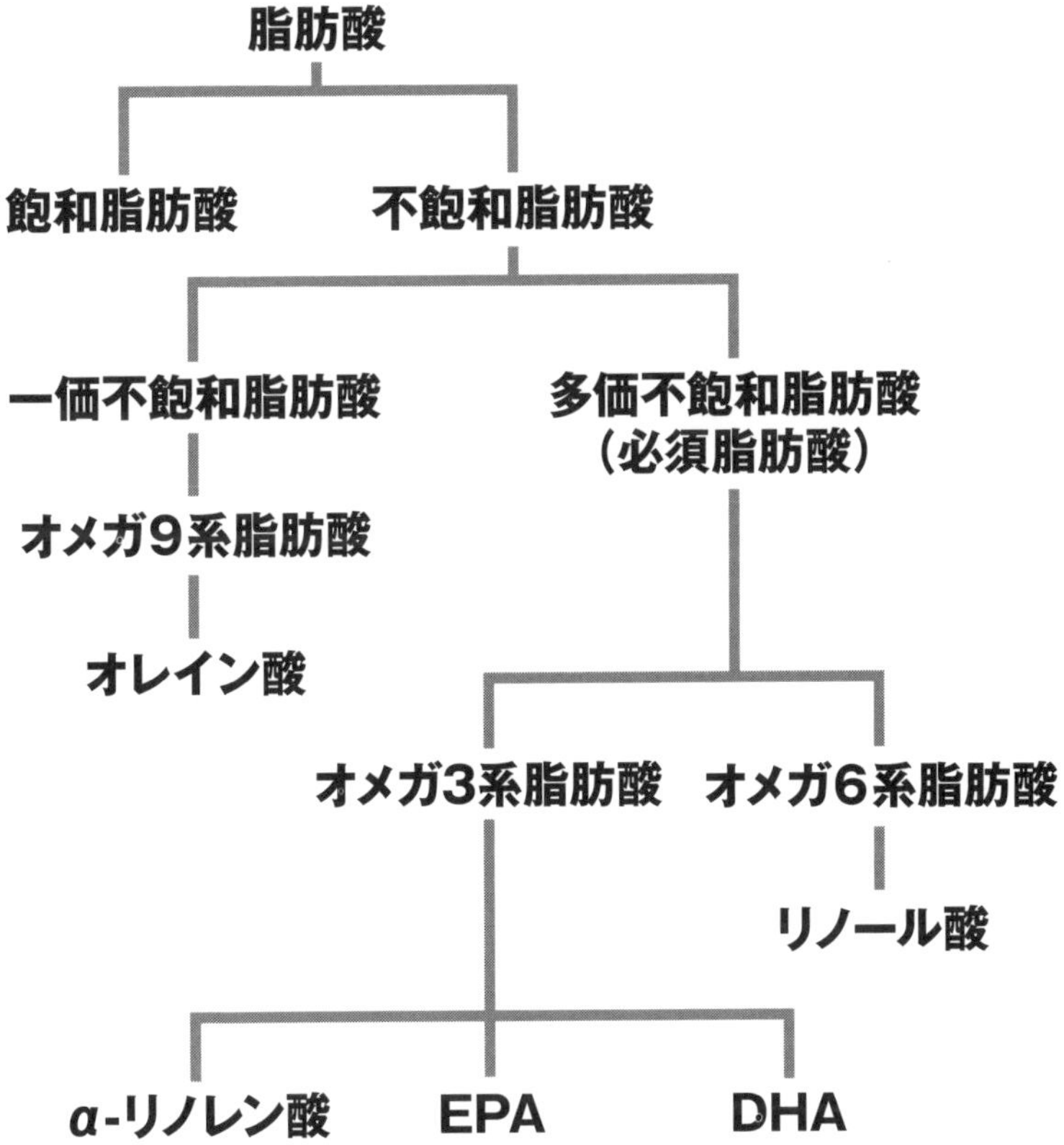
脂肪酸
飽和脂肪酸
不飽和脂肪酸
一価不飽和脂肪酸
多価不飽和脂肪酸
（必須脂肪酸）
オメガ9系脂肪酸
オレイン酸
オメガ3系脂肪酸
オメガ6系脂肪酸
リノール酸
α-リノレン酸
EPA
DHA

3大栄養素
脂質② オメガ6とオメガ3のバランスが大事

ひまわり油やキャノーラ油など植物油の多くはオメガ6系脂肪酸（リノール酸）です。これに対し、オメガ3系脂肪酸（α-リノレン酸）を含む油はごく限られています。このため、現代人の生活ではオメガ6系脂肪酸を摂りすぎている人が多いのです。

オメガ6系脂肪酸とオメガ3系脂肪酸は、シーソーのような関係です。オメガ6系脂肪酸を多くとると、オメガ3系脂肪酸の働きが弱くなります。

厚生労働省では、両者の摂取バランスを4：1にするのが望ましいと言っていますが、これではバランスは保てません。理想的なバランスは1：1なのです。

オメガ3系脂肪酸は、植物油なら亜麻仁油やえごま油、しそ油に豊富です。また魚油に豊富なEPAやDHAもオメガ3系脂肪酸です。いわしやさばなどの青背魚に特に多く含まれています。

動物性脂質は飽和脂肪酸を含むため、控えるべきだと言われていますが、質のよい牛肉などにはオメガ3系脂肪酸が豊富なものもあります（136ページ参照）。

脂肪酸の摂取バランス

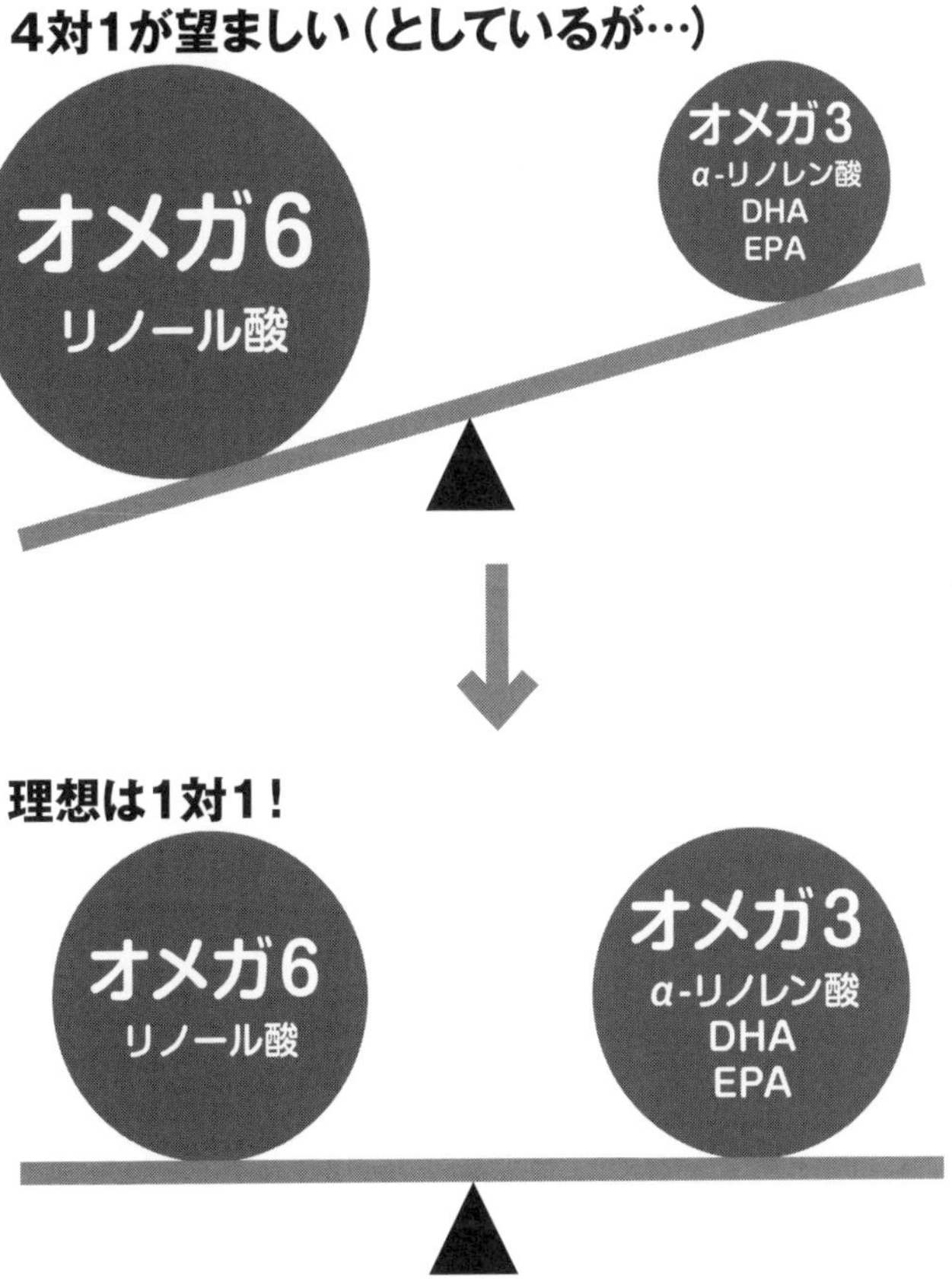

厚生労働省はオメガ6系脂肪酸とオメガ3系脂肪酸の摂取バランスを4対1にするのが望ましいとしているが、日本人の摂取バランスの現状は、オメガ6系脂肪酸が10〜30に対し、オメガ3系脂肪酸が1といわれている。理想は1対1で、これを実現するには積極的にオメガ3をとる必要がある

3大栄養素
たんぱく質①　たんぱく質が足りない人は短命

たんぱく質は、筋肉や臓器などの材料となる栄養素です。またホルモンや酵素、免疫物質などを作る材料にもなります。絶対に必要な栄養素の1つで、厚生労働省の摂取基準によると、成人男性は1日60g、成人女性は1日50gが推奨量とされています。

逆に、**たんぱく質の摂取量が不足すると老化が速まり、短命になるというデータがあります**。

このデータで用いられているのが血液中のアルブミン値です。アルブミンは肝臓で合成されるたんぱく質の1つで、たんぱく質がしっかり摂れているかを示す、「栄養のものさし」と言われています。

左ページのグラフに示したように、血液中のアルブミンの数値が低くなると、生存率が低くなります。逆にアルブミンの数値が高いほど生存率も高くなります。

アルブミンの数値を高く保つためにも、たんぱく質をしっかり摂ることが重要なのです。

70歳でのアルブミンの数値と生存率

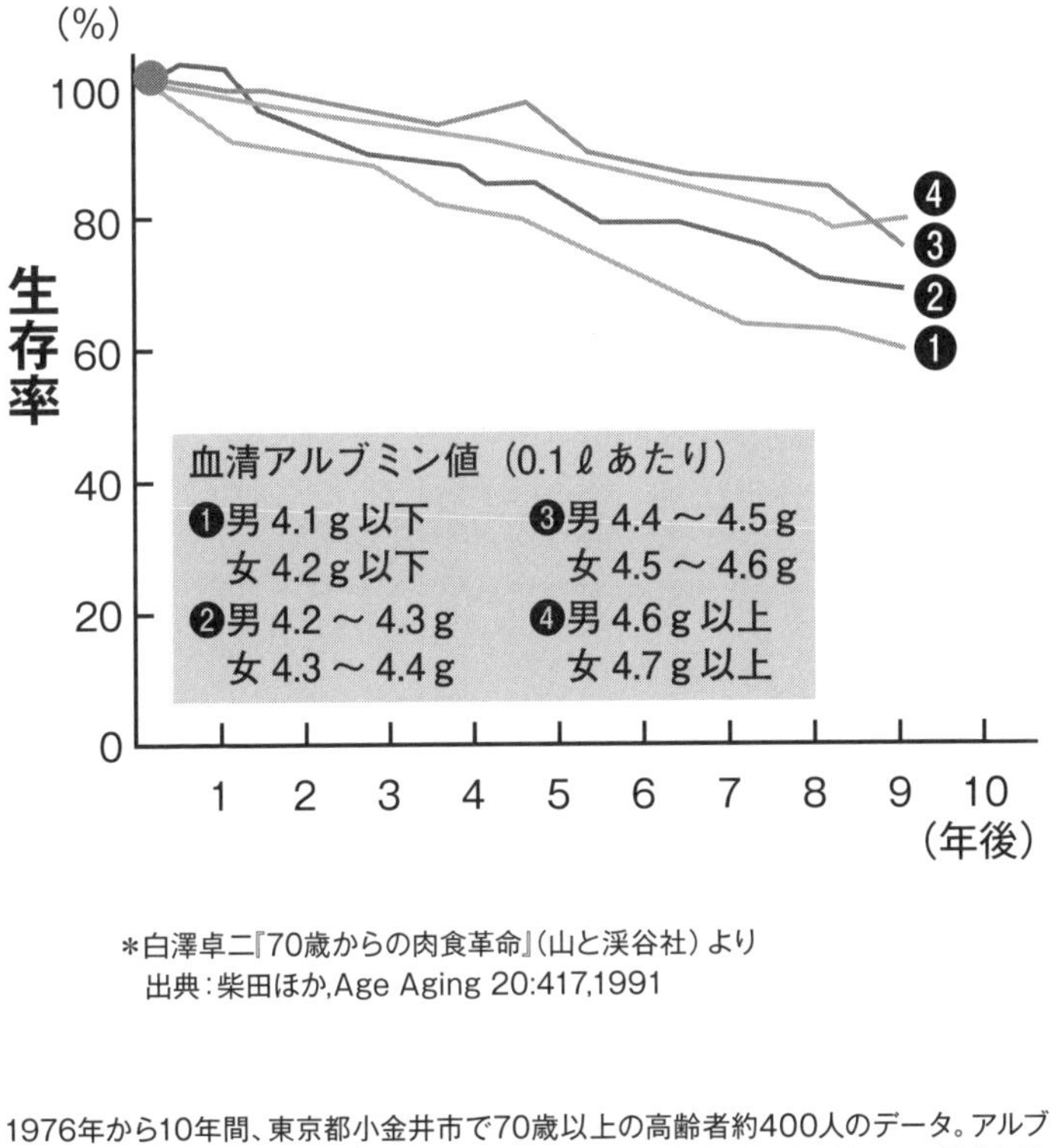

＊白澤卓二『70歳からの肉食革命』（山と渓谷社）より
出典：柴田ほか,Age Aging 20:417,1991

1976年から10年間、東京都小金井市で70歳以上の高齢者約400人のデータ。アルブミン値の正常値は4.0g/dℓだが、4.0以上でもこれほど生存率に差が出る。一般的には4.5g/dℓ以上が理想とされている

3大栄養素
たんぱく質② 必須アミノ酸は必ず摂るべき栄養素

たんぱく質を構成しているのは、20種類のアミノ酸です。肉や大豆などに含まれるたんぱく質はアミノ酸に分解され、吸収された後、筋肉など体に必要なたんぱく質に再合成されます。

アミノ酸には、体内で合成できる非必須アミノ酸と、体内で合成できない必須アミノ酸があります。必須アミノ酸は、食べ物から必ず摂る必要があります。

また必須アミノ酸はバランスよく摂らないと有効に利用できません。このバランスを示す「アミノ酸スコア」というものがあります。すべての必須アミノ酸が必要量を超えていると、アミノ酸スコアは100になります。

野菜やキノコ、米などにもたんぱく質は含まれていますが、アミノ酸スコアは100に届かず、かなり低い数値です。

アミノ酸スコアが100を超えている食べ物は、肉や魚、卵、乳製品、大豆食品なので、これらをしっかり摂る必要があります。

アミノ酸の種類とおもな働き

分類	おもな種類	おもな働き
必須アミノ酸	バリン	たんぱく質の合成や血液中の窒素バランスの調整、肝機能を高める働きがある
	ロイシン	たんぱく質の合成や筋肉強化、肝機能を高める働きがある
	イソロイシン	成長促進や血管拡張、筋肉強化、肝機能を高めたり、疲労を回復する働きがある
	メチオニン	かゆみなどのアレルギー症状を引き起こすヒスタミンの血中濃度を下げる働きがある
	フェニルアラニン	肝臓でチロシンに変換されノルアドレナリンやドーパミンなどの神経伝達物質を生成する働きがある
	トリプトファン	精神の安定や安眠効果をもたらすセレトニンの生産を助ける働きがある
	ヒスチジン	神経機能を助けたり、成長促進、ストレスを軽減する働きがある
	スレオニン	成長促進や新陳代謝の促進、肝機能を助ける働きがある
	リジン	肝機能や免疫力を高めたり、カルシウムの吸収を促進する働きがある
非必須アミノ酸（体内で合成できるアミノ酸）	アラニン	肝機能を助け、免疫力を高める働きがある
	グルタミン	疲労回復や胃腸粘膜の保護、筋肉強化、免疫力を高める働きがある
	グルタミン酸	疲労回復やアルコール代謝を高めて肝臓を守る働きがある
	アルギニン	成長ホルモンの分泌や脂肪燃焼、体内の余分なアンモニアを除去する働きがある
	アスパラギン酸	利尿作用や老廃物の処理、疲労回復、肝機能を高める働きがある
	システイン	シミの原因となるメラニン色素の生成を抑制や傷の治癒を早める働きがある
	プロリン	コラーゲンの合成や修復、脂肪を燃焼する働きがある
	グリシン	コラーゲンの構成に関わり、皮膚を保湿したり、眠りを深くする働きがある
	セリン	脳細胞を活性化させて記憶力を高めたり、皮膚を保湿する働きがある
	チロシン	ノルアドレナリンなどの神経伝達物質を生成し、ストレスを軽減したり、記憶力を高める働きがある
	アスパラギン	アンモニアを体外に排出して中枢神経系を保護したり運動時の持久力を高める働きがある

5大栄養素　ビタミン①　3大栄養素の代謝に必要な栄養素

ビタミンは、必要な量は少ないのですが、3大栄養素をうまく利用するための潤滑油のような働きをしています。

油に溶ける脂溶性ビタミンと、水に溶ける水溶性ビタミンがあります。脂溶性ビタミンは油と一緒に摂ると吸収がよくなります。摂りすぎると体内に蓄積され、過剰症の心配がありますが、普通の食べ方ならまず起こりません。**水溶性ビタミンは一度にたくさん摂ると、尿から排泄されるので、コンスタントに摂取する必要があります。**

ビタミンB_1・B_2・B_6・B_{12}、ナイアシン、パントテン酸、葉酸、ビオチンの8種類はビタミンB群と呼ばれます。ビタミンB群は、エネルギー代謝を補う働きがあります。ビタミンB群が足りなければ、3大栄養素の代謝もスムーズに行われなくなってしまうのです。

左ページに、各ビタミンを多く含む食品とおもな働きをまとめましたので、参考にしてください。

ビタミンの種類とおもな働き

名称	名称		多く含む食品	おもな働き
脂溶性ビタミン	ビタミンA		レバー、うなぎ、チーズ、卵	肌の健康維持や暗いところでも目が慣れて見えるようにする働きがある
	ビタミンD		魚類、キノコ類、卵	血液中のカルシウム濃度を保ち、強い骨をつくる働きがある
	ビタミンE		かぼちゃ、アボカド、ナッツ類	体内の脂質の酸化を防いで生活習慣病や老化を予防する働きがある
	ビタミンK		納豆、小松菜、ほうれん草	出血したときに血液を固める作用を高めるほか、骨の形成を促す働きがある
水溶性ビタミン	ビタミンB群	ビタミンB_1	豚肉、レバー、玄米、大豆	糖質をエネルギーに換えるときに必要であるほか、皮膚や粘膜を健康に保つ働きがある
		ビタミンB_2	レバー、うなぎ、卵、乳製品	糖質、脂質、たんぱく質をエネルギーに換えるときに必要であるほか、皮膚や粘膜を健康に保つ働きがある
		ナイアシン	魚介類、キノコ類、アボカド	細胞内でエネルギーをつくるときに働く酵素を助けるほか、皮膚や粘膜を健康に保つ働きがある
		パントテン酸	レバー、納豆、魚類、卵	糖質、脂質、たんぱく質をエネルギーに換えるときに必要であるほか、コレステロールやホルモンを合成するときにも働く
		ビタミンB_6	にんにく、バナナ、アボカド、魚類	食品に含まれるたんぱく質からエネルギーをつくったり、筋肉や血液をつくるときにも働く
		ビオチン	レバー、ナッツ類、卵、大豆	脂質の代謝やコラーゲンの生成、免疫機能に関わり、皮膚を健康に保つ働きがある
		葉酸	ほうれん草、グリーンアスパラガス、春菊、納豆	細胞分裂が活発な胎児の正常な発育やビタミンB_{12}と協力して血液をつくる働きがある
		ビタミンB_{12}	魚類、貝類、レバー、海苔	葉酸と協力して血液をつくる働きがあるほか、脳からの指令を伝える神経を正常に保つ働きがある
	ビタミンC		果物、野菜、じゃがいも、さつまいも	コラーゲンをつくるために不可欠で、皮膚や粘膜を健康に保つほか、ストレスへの抵抗力を強める働きもある

5大栄養素 ビタミン② 活性酸素を消す抗酸化ビタミン

ビタミンA・C・Eは、ほかのビタミンにはない特徴を持っています。体の酸化を止める働きがあることから、**「抗酸化ビタミン」と呼ばれています。**

酸素はとても不安定な物質であるため、呼吸によって体内に入った酸素の一部は、活性酸素に換わります。活性酸素は細胞を酸化させて、老化や病気を引き起こします。酸化はいわば体のサビのようなもので、このサビを消す作用のことを「抗酸化作用」と言います。抗酸化作用を持っているビタミンが抗酸化ビタミンです。

活性酸素は動脈硬化を進行させて、脳卒中や心筋梗塞のリスクを高めます（左ページグラフ）が、α《アルファ》カロテンとβ《ベータ》カロテンはビタミンA、αトコフェロールはビタミンEに相当します。

この研究は全対象者と喫煙習慣のない人で分析しています。全対象者では統計的に有意な差がなかったものの、**喫煙習慣のない人ではビタミンCを多く摂る人は、脳卒中の発症を抑えられる可能性が確認されました。**

抗酸化ビタミン摂取と全脳卒中および脳梗塞発症リスク

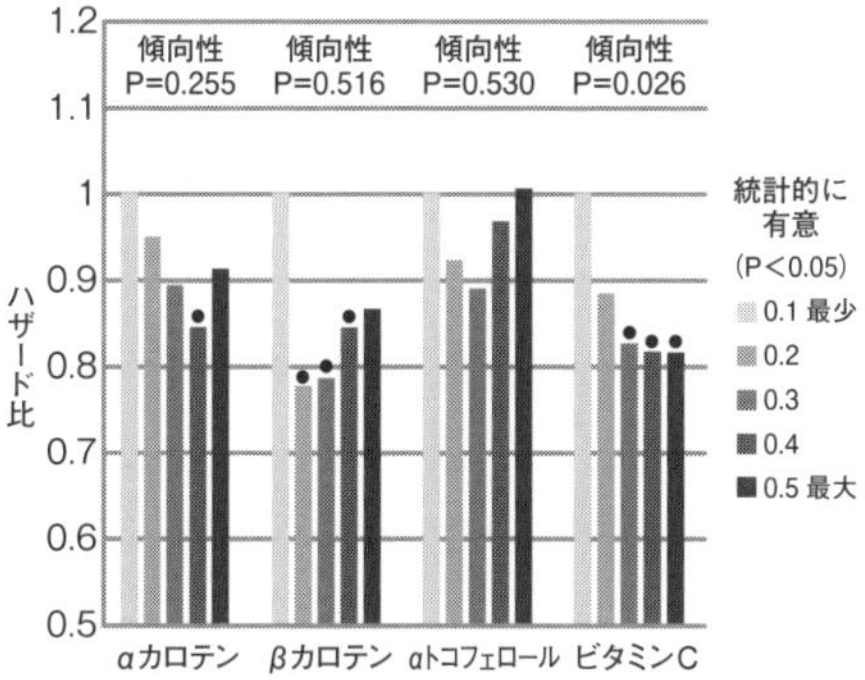

全脳卒中

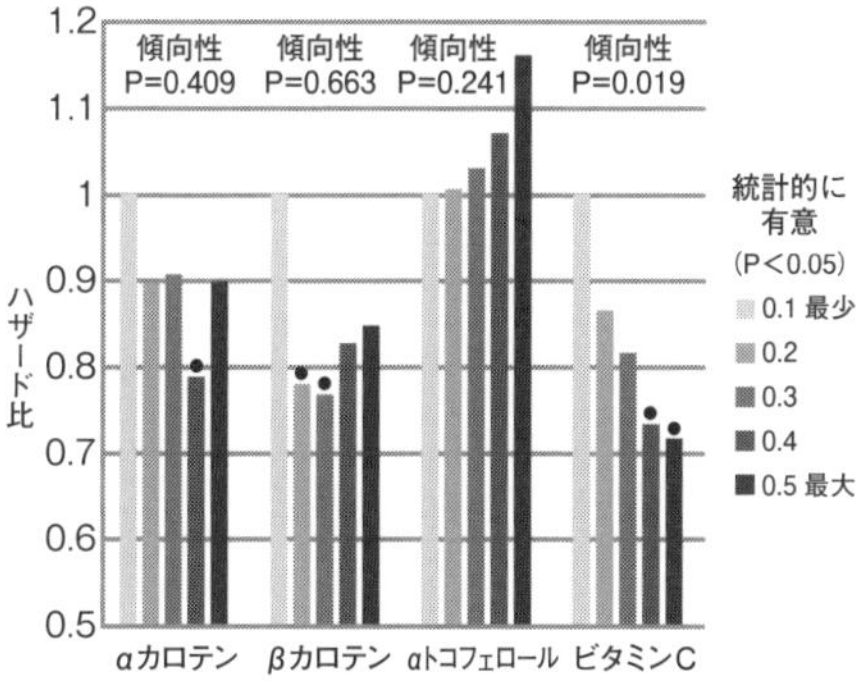

脳梗塞

多目的コホート研究（JPHC研究）からの成果報告。平成2年（1990年）および平成5年（1993年）に岩手県二戸、秋田県横手、長野県佐久、沖縄県中部、茨城県水戸、新潟県長岡、高知県中央東、長崎県上五島、沖縄県宮古の9保健所（呼称は2017年現在）管内在住で、5年後調査時に45～74歳の男女約８万２千人の方々を約12年間追跡調査した結果にもとづき、喫煙習慣のない人における抗酸化ビタミンの摂取量と脳卒中発症との関連を分析した結果

＊国立研究開発法人 国立がん研究センター 社会と健康研究センター 予備研究グループのウェブサイトより（出典：Eur J Clin Nurt 2017年10月、71（10）：1179-1185）

5大栄養素
ミネラル① 必要な量は少ないが大切な栄養素

人間の体は約96％が酸素、窒素、炭素、水素という4つの元素で作られていますが、残りの4％の元素がミネラルです。体内では合成できないので、食べ物から必ず摂らなければならない栄養素の1つです。

ミネラルの所要量は3大栄養素に比べると少量ですが、生命を維持するために不可欠な栄養素です。その中でも比較的所要量が多いものを主要ミネラル、ごくわずかでも必要なものを微量ミネラルと言います。

主要ミネラルには、骨や歯の材料となるカルシウムを始め、カリウム、ナトリウム、マグネシウムなどがあります。

微量ミネラルには、血液（赤血球）の材料となる鉄を始め、亜鉛、銅、セレンなどがあります。

通常の食生活で微量ミネラルは不足しないと言われていますが、栄養バランスが悪いと、ミネラルが欠乏する可能性があります。

ミネラルの種類とおもな働き

分類	ミネラル名	元素記号	おもな働き
主要ミネラル	カルシウム	Ca	骨や歯をつくるもとになり、筋肉や神経、心臓などを正常に機能させる働きもある
	リン	P	カルシウムとともに骨や歯をつくるもとになるほか、心臓や腎臓の機能の維持、神経伝達などにも関わっている
	カリウム	K	ナトリウムとともに細胞の浸透圧を維持したり、水分を保持する働きがある
	イオウ	S	髪の毛や爪、軟骨などをつくるために必要で、ビタミンB群とともに糖質や脂質を代謝にも働きかける
	ナトリウム	Na	カリウムとともに細胞の浸透圧を維持したり、水分を保持する働きがある
	塩素	Cl	血液中の酸とアルカリのバランスを調整するほか、肝機能を助けて老廃物の除去を補助する働きがある
	マグネシウム	Mg	カルシウムやリンとともに骨や歯の形成に必要で、神経の興奮を抑えたり、血圧を維持する働きもある
微量ミネラル	鉄	Fe	赤血球のヘモグロビンの主要な成分の1つで、酸素を全身の細胞に運ぶ働きがある
	亜鉛	Zn	体内の酵素をつくるもとになり、味覚を正常に保つほか、皮膚や粘膜の健康維持を助ける働きがある
	銅	Cu	体内の酵素をつくるもとになり、鉄から赤血球がつくられるのを助ける働きがある
	ヨウ素	I	甲状腺ホルモンを合成するために必要で、胎児や乳児の骨や脳が正常に発育させる働きがある
	セレン	Se	体内の過酸化脂質を分解する抗酸化酵素の一部となって酸化を防いだり、ビタミンEの作用を助ける働きもある
	マンガン	Mn	骨や肝臓の酵素作用を活性化するのに必要で、糖質や脂質の代謝を助けたり、体内の不要な窒素を排泄する働きもある
	モリブデン	Mo	肝臓や腎臓にある酵素の作用を助けたり、糖質や脂質の代謝を助けるほか、鉄の利用を高めて貧血を防ぐ働きもある
	クロム	Cr	糖質の代謝を正常にしたり、血糖値を正常に保つインスリンの働きを高める働きがある
	コバルト	Co	ビタミンB_{12}の構成成分で、骨髄の造血作用に関わるほか、神経の作用を正常に保つ働きもある

5大栄養素 ミネラル②　天然塩にはミネラルが豊富

海水にはナトリウムを始め、マグネシウムやカルシウム、カリウムなどのミネラルが豊富に含まれています。昔ながらの海水を煮詰めて作る天然塩には、これらのミネラルが残っているので、ミネラルの補給源になります。

ところが一般的に用いられている精製塩には、塩化ナトリウム（塩素とナトリウム）しか含まれていません。

ナトリウムは必ず摂らなければならないミネラルですが、摂りすぎると血圧が上昇します。塩分摂取量の目安はかつては10g未満でしたが、**2015年の日本人の食事摂取基準（厚生労働省）では、1日あたり男性8g未満、女性7g未満となっています**。世界標準はもっと少なく、WHO（世界保健機関）の食事摂取基準では1日5g未満としています。

ミネラルが豊富な天然塩も、各種ミネラルを豊富に含んでいるとはいえ、塩分には変わりないので、1日5g以下を目指すようにしましょう。

人体に必要なミネラル（成人必要量の目安／日）

多量に必要		微量必要	
塩素	0.7〜7ｇ	鉄	12mg
カリウム	2〜4ｇ	亜鉛	15mg
ナトリウム	10ｇ未満	マンガン	4mg
リン	900mg	銅	2.5mg
カルシウム	600mg	ヨウ素	0.1mg
マグネシウム	300mg	セレン	0.13mg
イオウ	必要量は 決められていない	モリブデン	0.15mg
		クロム	0.29mg
		コバルト	0.16mg

＊塩の情報室ウェブサイト、塩のミネラル成分（2009年6月記載）を改変
出典：和田「機能性栄養素としての微量元素」1994、第一出版

海水中の主成分

塩素（Cl）	9%
硫酸イオン（SO4）	2.6%
炭酸水素イオン（HCO3）	0.14%
臭素（Br）	0.065%
ナトリウム（Na）	10.5%
マグネシウム（Mg）	1.3%
カルシウム（Ca）	0.4%
カリウム（K）	0.38%

＊塩の情報室ウェブサイト、塩のミネラル成分（2009年6月記載）を改変

7大栄養素
食物繊維①　日本人の摂取量は年々低下している

第6の栄養素と呼ばれる食物繊維には、水に溶けない不溶性食物繊維と、水に溶ける水溶性食物繊維があります。

不溶性食物繊維は大腸で水分を吸収してふくらみ、腸壁を刺激して排便をスムーズにする働きがあり、便秘の解消にも有効です。不溶性食物繊維は野菜や豆類などに多く含まれています。

水溶性食物繊維はゼリー状になって、他の食べ物を包み込みながら、小腸内をゆっくり進み、コレステロール値を下げたり、血糖値の急激な上昇を防ぐ働きがあります。水溶性食物繊維は、海藻やキノコ類、熟した果物などに多く含まれています。

どちらも大切な働きをしている食物繊維ですが、厚生労働省は成人の摂取基準量として1日24g以上を推奨しています。

しかし左ページの図のように、日本人の食物繊維摂取量は年々低下しているため、意識して摂る必要があります。

日本人の食物繊維摂取量の推移

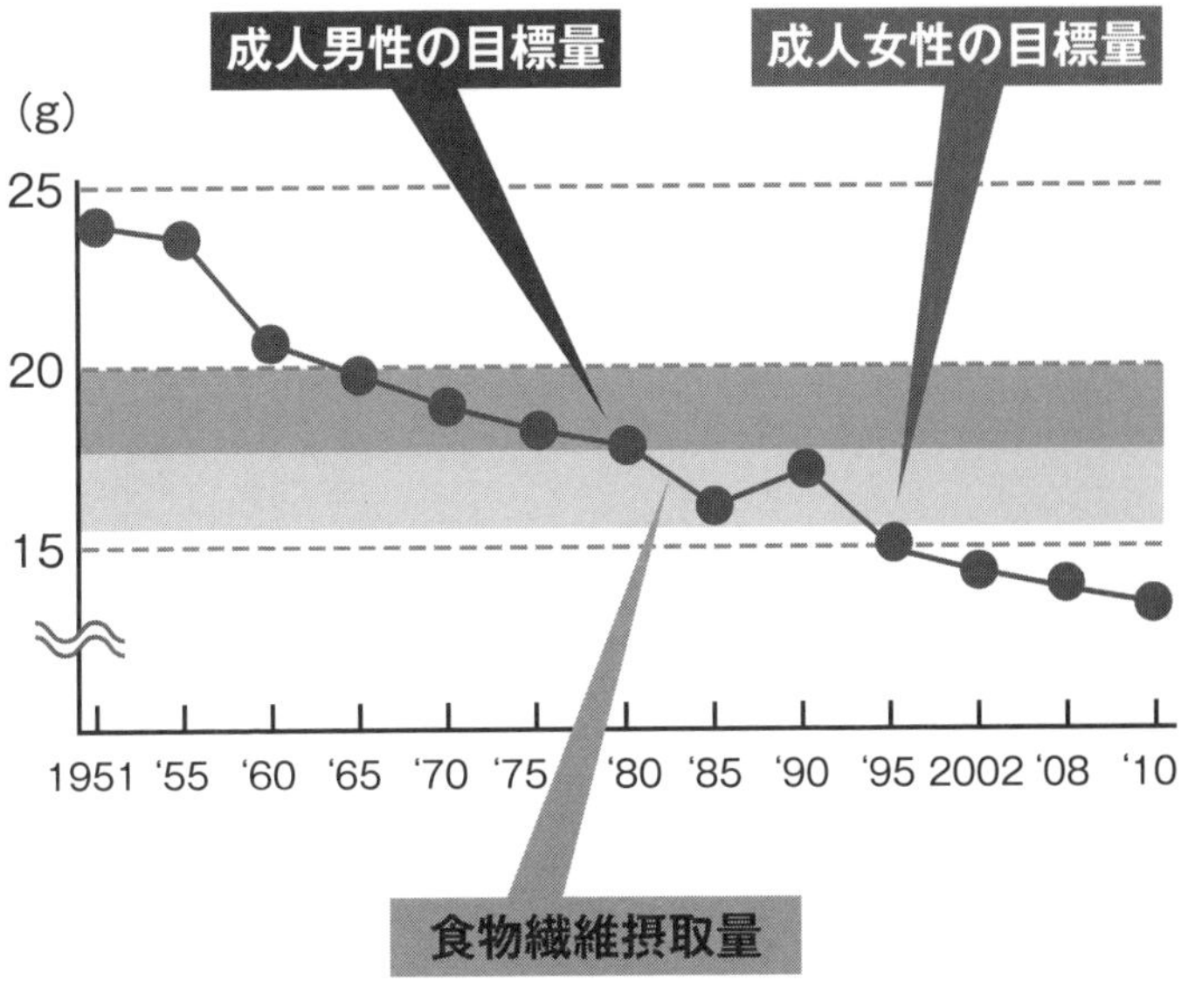

＊フジッコのウェブサイトより一部改変(出典：国民健康・栄養調査結果の概算)

食物繊維の摂取基準量は1日24g以上。1950年代は基準量に達していたが、その後は断続的に低下し、2000年代以降は15g以下に。食物繊維摂取量を増やすには、豊富な野菜や豆類、海藻、キノコ類などを積極的に摂ることがすすめられる

7大栄養素 食物繊維② 豊富な低GI食品で血糖値を下げる

食物繊維が豊富な食品は、消化に時間がかかるため、血糖値の上昇をゆるやかにして、糖尿病を防ぐ働きがあります。

炭水化物（糖質＋食物繊維）が消化されて糖に変化する速度を表すのが「GI（グリセミックス・インデックス）値」です。

オーストラリアのシドニー大学では、ブドウ糖のGI値を100とした場合、GI値が70以上の食品を高GI食品、56～69を中GI食品、55以下の食品を低GI食品と定義しています。

GI値が高くなるほど糖に変わるのが速いため、食後血糖値が急上昇し、糖尿病のリスクを高めます。

これを防ぐには、できるだけ低GI食品を選んで食べることです。例えば、白米はGI値88と高GI食品ですが、玄米はGI値55と低GI食品です。**白米を玄米に変えるだけで、食後血糖値の急上昇を防ぐことができます。**

主な食品のGI値

	穀類	菓子類・調味料	野菜
高GI（80以上）	食パン　95 フランスパン　95 白米　88 もち　85 うどん　85	上白糖　109 氷砂糖　100 チョコレート　91 大福もち　88 キャラメル　86 ドーナツ　86 ホットケーキ　80	じゃがいも　90 にんじん　80
中GI（51～79）	インスタントラーメン　73 コーンフレーク　75 お粥（精白米）　57 ライ麦パン　55 玄米　55 そば　54	はちみつ　75 メープルシロップ　73 クッキー　77 みたらし団子　79 カステラ　69 ポテトチップス　60 プリン　52	とうもろこし　75 かぼちゃ　65 やまいも　65 さといも　64 さつまいも　55 くり　60
低GI（50以下）	パスタ（全粒粉）　50 麦　50 中華麺　50 全粒粉パン　50 お粥（玄米）　47	ゼリー　46 100%果汁ジュース　42 カフェオレ　39 ケチャップ　30 マヨネーズ　15 お茶　10 米酢　8 ワインビネガー　2	れんこん　38 エノキタケ　29 長ねぎ　28 アボカド　27 ピーマン　26 キャベツ　26 さやいんげん　26 大根　26 グリーンアスパラ　25 ブロッコリー　25 なす　25 こんにゃく　24 小松菜　23 きゅうり　23 レタス　23 ほうれんそう　15

	果物	肉・魚介類	乳製品・卵	豆類・海藻
高GI（80以上）	いちごジャム　52 桃缶　63		練乳　82	
中GI（51～79）	パイナップル　65 みかん缶　57 バナナ　55	ちくわ　55 かまぼこ　51 焼き豚　51	アイスクリーム　65	
低GI（50以下）	メロン　41 桃　41 りんご　36 キウイ　35 レモン　34 いちご　29	ツナ缶　50 ベーコン　49 牛肉　46 豚肉　46 鶏肉　45 まぐろ　40 あじ　40 いか　40 ししゃも　40 あさり　40	クリームチーズ　39 バター　30 低脂肪乳　30 卵　30 牛乳　25 プレーンヨーグルト　25	厚あげ　46 小豆　45 油あげ　43 豆腐　42 おから　35 納豆　33 カシューナッツ　29 アーモンド　25 豆乳　23 ピーナッツ　20 昆布　17 もずく　12

＊お悩み解消ネット「アンチエイジングQ&A」久保明監修より

7大栄養素
フィトケミカル① 体内の酸化を防ぐ注目の栄養素

ビタミンのところで活性酸素と抗酸化作用のお話をしました（32ページ）。細胞をサビつかせる活性酸素は、体内に入った酸素から不可避的に生まれるので、消去しなければなりません。そのため、体内には活性酸素を消去するＳＯＤ（スーパーオキシドディスムターゼ）などの酵素が存在します。しかし加齢により、これらの酵素のパワーは衰えます。また紫外線を浴びたり、ストレスでも活性酸素が多く作られます。

体内の酵素で消去しきれない活性酸素は、抗酸化ビタミン（ビタミンＡ・Ｃ・Ｅ）などが処理しますが、それだけでは十分でありません。そこで注目されているのが、**野菜や果物に含まれるフィトケミカルという栄養素です。抗酸化作用だけでなく、免疫力を高める働きのあるものもあります。**

フィトケミカルは野菜や果物から、これまでに１０００種類以上発見されています。トマトのリコピンや緑茶のカテキンはよく知られていますが、**それぞれの働きに特徴があるので、さまざまな食品を摂るようにしたいものです。**

野菜と果物に含まれるフィトケミカル

食品名	代表的な成分	効果
ブロッコリー	スルフォラフォン	がん予防
トマト	リコピン	がん・ストレス予防
ウコン	クルクミン	脳の活性化
大根	イソチオシアネート	免疫力強化
赤ワイン	レスベラトロール	心臓・血管の老化予防
緑黄色野菜	クロロフィル	肌の老化防止
にんじん	ベータカロテン	がん・動脈硬化予防
ブルーベリー	アントシアニン	目の老化防止
バナナ	オイゲノール	免疫力強化
緑茶	カテキン	動脈硬化・血栓予防
ほうれんそう	ルテイン	目の老化防止
たまねぎ	硫化アリル	血栓予防、デトックス
さといも	ムチン	血糖値上昇抑制

＊白澤卓二監修『医者が教える最強の食事術』（宝島社）より

7大栄養素
フィトケミカル② アスタキサンチンも植物性成分

フィトケミカルは植物の色素や香りなどの成分です。色素では「サーモンピンク」と呼ばれる鮭の身の色もアスタキサンチンというフィトケミカルの一種です。

アスタキサンチンは海藻の色素で、この海藻を食べたオキアミを鮭が食べるため、身が赤くなるのです。ちなみにカニやエビの赤も同じアスタキサンチンです。

アスタキサンチンの抗酸化力は、ビタミンEの500倍といわれ、抗酸化ビタミンやフィトケミカルの中でも最強と言われています。また脳の炎症を抑え、傷ついた脳細胞を修復する働きもあります。

左ページのグラフは私が関わった研究で、アスタキサンチンを1日12mg、12週間摂取してもらい、摂取前，摂取6週後，摂取12週後の認知機能検査を実施しました。その結果、アスタキサンチン摂取12週後には、**反応の早さや集中度などの指標が改善し、記憶力の向上なども認められました。アスタキサンチンの摂取により認知行動能力向上効果がある可能性が示唆されたといえます。**

アスタキサンチンで脳の認知行動能力が改善

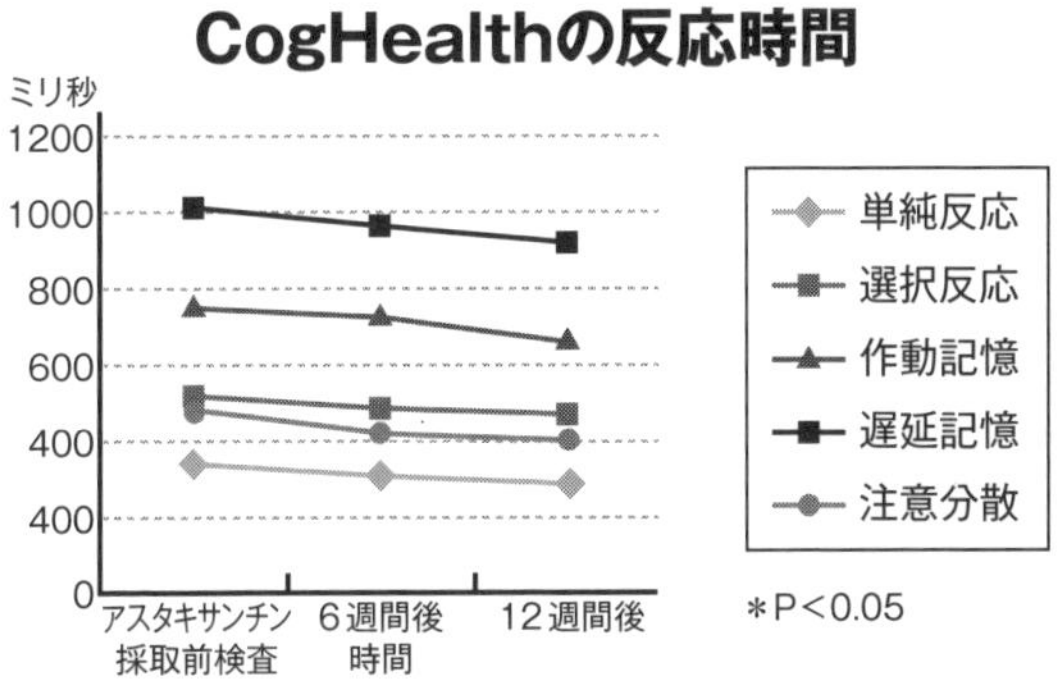

「CogHealth」というパソコンモニターに映し出されるトランプに反応してボタンを押してもらう5つの作業からなる検査で、前頭葉機能を中心とした脳機能を総合的に検査。結果は単純反応、選択反応、作動反応、遅延反応、注意反応のすべての作業で、反応時間が速くなった

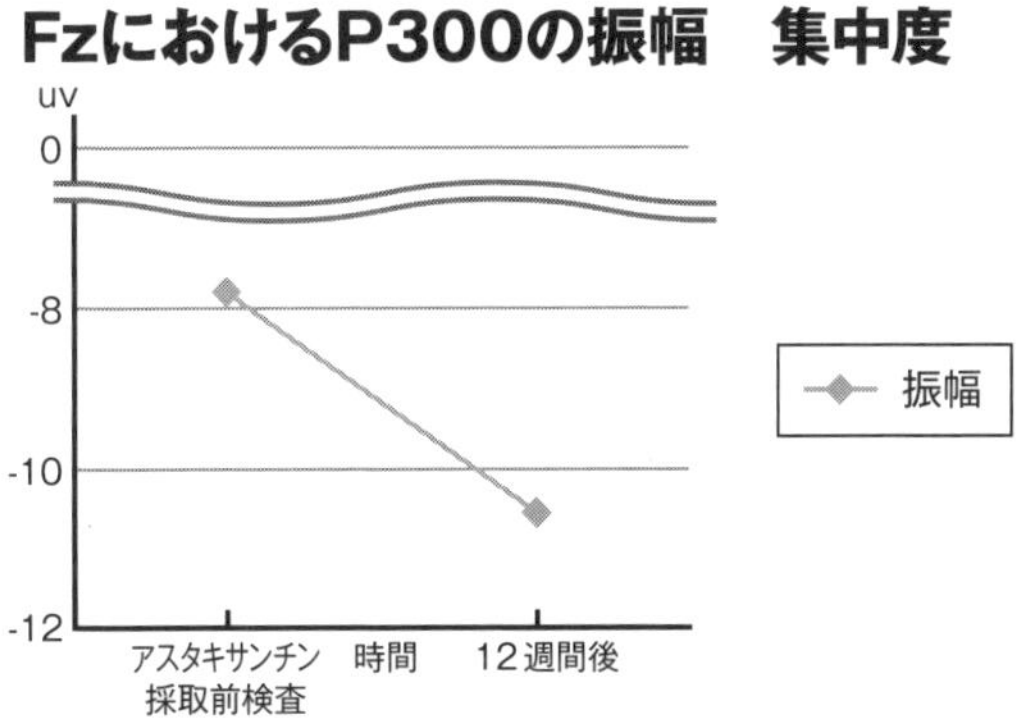

Fzとは国際式10-20電極法に基づく頭皮上の電極設置位置。正中前頭部

音に対する検査。集中度を示す「振幅」が増加し、中枢での認知処理レベルが向上していることが示された(数値が低いほど振幅が向上)
＊いずれも、白澤卓二とアンチエイジングサイエンス社の共同研究より

第8の栄養素
発酵食品①　腸内環境を改善して免疫をUP

健康長寿のための栄養素として、7大栄養素だけではまだ十分ではありません。私はこれに、**第8の栄養素として「発酵食品」を加えるべきだと思っています。なぜなら、発酵食品には腸内環境を改善して、免疫を高める働きがあるからです。**

人間の腸には約100兆個もの腸内細菌がすんでいます。それらの細菌は、よい働きをする善玉菌、悪い働きをする悪玉菌、ふだんは何もしない日和見菌に大きく分類されます。善玉菌が多くなると日和見菌は善玉菌に加勢し、逆に悪玉菌が増えると日和見菌は悪玉菌に加勢します。

免疫力を高めるには免疫細胞の1つ、リンパ球を正常に働かせる必要がありますが、リンパ球の60～70％は腸に集中しているため、腸内環境を善玉菌が優勢な状態に保つことが重要なのです。

この腸内環境を改善する効果が最も期待できるのが発酵食品です。発酵には左ページの表にあるように、さまざまな微生物が関わっています。

身近にある発酵食品とおもな微生物

発酵食品	発酵に関わるおもな微生物
味噌	麹菌、酵母菌
しょう油	麹菌、酵母菌、乳酸菌
酢	麹菌、酵母菌、乳酸菌、酢酸菌
みりん	麹菌
納豆	納豆菌
塩辛（イカ）	酵素や細菌などの微生物
かつお節	かつお節菌
漬け物（ぬか漬け）	乳酸菌
キムチ	乳酸菌
ヨーグルト	乳酸菌、酵母菌
チーズ	乳酸菌、酵母菌、アオカビ
パン（食パン）	イースト菌（酵母菌）
日本酒	麹菌、酵母菌
焼酎	麹菌、酵母菌
ビール	酵母菌（ビール酵母）
ワイン	酵母菌（ワイン酵母）
マッコリ	麹菌、乳酸菌

＊白澤卓二『腸を元気にしたいなら発酵食品を食べなさい』（河出書房新社）より

第8の栄養素
発酵食品② 微生物がビタミンをつくる

発酵食品で注目したいのは、微生物の働きによって、新たな栄養素を生み出したり、その量を増やすことです。

大豆を納豆菌で発酵させると納豆になりますが、発酵の過程でビタミンの量を増やします。

例えば、大豆には0・08㎎しか含まれていないビタミンB_2は、納豆にすると0・56㎎にまで増えます。この増えた分のビタミンB_2は発酵食品に含まれる微生物が作り出しているのです。

ナイアシンは0・4㎎から1・1㎎、ビタミンB_6は0・1㎎から0・24㎎、葉酸は41㎍から120㎍、パントテン酸は0・26㎎から3・6㎎、ビオチンは9・8㎍から18・2㎍、ビタミンKは7㎍から600㎍も増えるのです。

発酵によってもとの食品にはないおいしさが加わるばかりか、栄養価も高める発酵食品を普段の食生活にもっと取り入れるべきでしょう。

大豆と納豆のビタミン含有量の比較

	大豆（国産黄大豆ゆで）	納豆（糸引き納豆）
ビタミンB_1	0.17mg	0.07mg
ビタミンB_2	0.01mg	0.56mg
ナイアシン	0.4mg	1.1mg
ビタミンB_6	0.1mg	0.24mg
葉酸	41μg	120μg
パントテン酸	0.26mg	3.6mg
ビオチン	9.8μg	18.2μg
ビタミンK	7μg	600μg

＊『七訂　食品成分表2018』（女子栄養大学出版部）より作成

大豆と納豆を比較すると、ビタミンB群ではビタミンB_1を除くすべての含有量が増加。骨の形成に不可欠なビタミンKは、大豆には7μgしか含まれていないが、納豆にすると85倍以上にまで増える。ひきわり納豆の場合はさらに増え、900μgになる（152ページ参照）。

不足すれば死に至る！　水も生命維持に不可欠な栄養素

一般的には、水は栄養素とは見なされていません。しかし、私たちの体の60％以上は水分でできています。

体内の水分が不足する脱水症状は、体重に占める割合が2％減っただけで、のどの渇きが起こり、5％では頭痛や熱にうだる感じが、8～10％でけいれんなどの症状が起こります。そして20％以上になると死に至るのです。

また脱水状態になると、血液がドロドロになって血管に詰まりやすくなるため、心筋梗塞や脳梗塞の危険性も高まります。

これを防ぐため、水分補給はとても大切です。成人では1日に2000～2500㎖の水分が尿や便、汗などで体の外に出て行きます。その出て行った分を食べ物や飲料水で補わなければなりません。

飲料水でとる量は、1日に800～1300㎖と言われています。この分量の水を何回かに分けてこまめに飲むようにしましょう。

脱水が疑われるおもな症状

- 皮膚がカサカサしている
- 口の中が渇いている
- 唇が渇いている
- 熱が出る
- 尿量が少ない
- トイレの回数が少ない
- 汗をたくさんかいている
- 食欲不振
- 足がふらつく
- 眠れない

＊大塚製薬のウェブサイトより一部改変

水分減少率とおもな脱水症状

水分減少率（体重に占める割合）	おもな脱水の症状
2%	のどの渇き
3%	強い渇き、ぼんやりする、食欲不振
4%	皮膚の紅潮、イライラする、体温上昇、疲労困ぱい、尿量の減少と濃縮
5%	頭痛、熱にうだる感じ
8～10%	身体動揺、けいれん
20%以上	無尿、死亡

＊大塚製薬ウェブサイトより　提供：森本武利、中野昭一編『スポーツ医科学』第2章 体液・血液の働き、40頁、1999
Adolph EF Associates:Physiology of Man in Desert,Hafner Pub Co. New York,p191,1947.を参考に改変

また高齢になると、体内の水分貯蔵量が減り、のどの渇きを感じる神経も鈍くなるため、脱水を起こしやすくなります。このため、高齢者の場合は、のどが渇かなくても、水分を補給するようにしてください。

特に、**朝と夜の1杯ずつの水は健康維持にとって重要です。**体内の水分は寝ている間に汗などをかいて減少するので、心筋梗塞や脳梗塞を起こしやすくなります。寝る前の1杯はこれらの予防のため、朝の1杯は体の機能を目覚めさせる効果があるので、意識して飲みましょう。

なお、**アルコールやコーヒーなどのカフェイン飲料は、利尿作用があるため、飲んだ量より多くの水分が失われて、脱水しやすくなります。これらの飲料はほどほどにして、良質な水を飲むようにしましょう。**

第2章

生活習慣病、がんを防ぐ栄養素

長生きするには生活習慣病とがんを避けること

食生活が影響する病気に「生活習慣病」があります。生活習慣病の代表的なものとして、高血圧、脂質異常症、糖尿病があります。

高血圧は血管に通常以上の圧力がかかることで血管の壁が厚く硬くなる、動脈硬化が進む病気です。その結果、心筋梗塞や脳卒中などが起こりやすくなります。

脂質異常症は血液中の脂質の一種であるコレステロールや中性脂肪の値が異常になる病気です。これらの値の異常が続いたときも動脈硬化が進み、高血圧と同様、心筋梗塞や脳卒中が起こりやすくなります。

糖尿病は血液中の糖の濃度（血糖値）が高くなる病気です。進行すると神経や網膜、腎臓などに合併症が起こり、手足のしびれや視力低下、腎不全などの症状が出てきます。また糖尿病も動脈硬化を進めるので、高血圧や脂質異常症と同様、心筋梗塞や脳卒中が起こりやすくなります。

生活習慣病と呼ばれていることからわかるように、これらの病気は生活習慣が原因です。**この場合の生活習慣とは、おもに食事と運動のことで、特に食生活が大きく関わっています。つまり食生活を改善することよって、生活習慣病は予防することができるのです。**

心筋梗塞や脳卒中は死亡率の高い病気です。つまり生活習慣病を予防する食生活をすることで、寿命を延ばすことができるのです。

厚生労働省の2018年人口動態統計から、日本人の死亡原因トップ5を多い順に列挙すると、①悪性新生物［がん］（27・5％）、②心疾患（15・3％）、③老衰（8・0％）、④脳血管疾患（7・9％）、⑤肺炎（6・9％）となっています。

心筋梗塞は②の心疾患、脳卒中は④の脳血管性疾患に含まれ、両者を合わせると23・2％にも達します。

しかしそれよりも多いのは、がんです。がんは、日本人の2人に1人が生涯のうちに発症すると言われているように、誰でもかかる身近な病気なのです。

がんは死に至る病気と恐がられてきましたが、がんの種類によっては早期発見できれば治る病気になってきました。

また最近では、がんになる原因がわかり、予防できることもわかってきました。これまでの調査や研究データから、がんを発症するのは、喫煙が約30％、食生活の影響が約30％であることがわかっています。

つまり喫煙習慣のある人はタバコをやめ、食生活に注意すれば、かなりの確率でがんを予防できるのです。

そこで、この章では寿命を延ばすための栄養学として、生活習慣病とがんを予防する食べ物や栄養素を紹介することにします。

ちなみに糖尿病とがんには関連があり、糖尿病の人はそうでない人よりがんにかかりやすいことが研究によって明らかになっています。

左ページのグラフは、糖尿病がない人を1とした場合、糖尿病のがんのリスクがどれくらいになるかを示したものです。

がん全体では、男性は1・27倍、女性は1・21倍も糖尿病があるほうが、がんにかかりやすくなることがわかりました。つまり糖尿病を予防することは、がんの予防にもつながることになるのです。

糖尿病既往とその後のがんとの関係

糖尿病既往なしの人を1としたときの「あり」の人のリスク(抜粋)

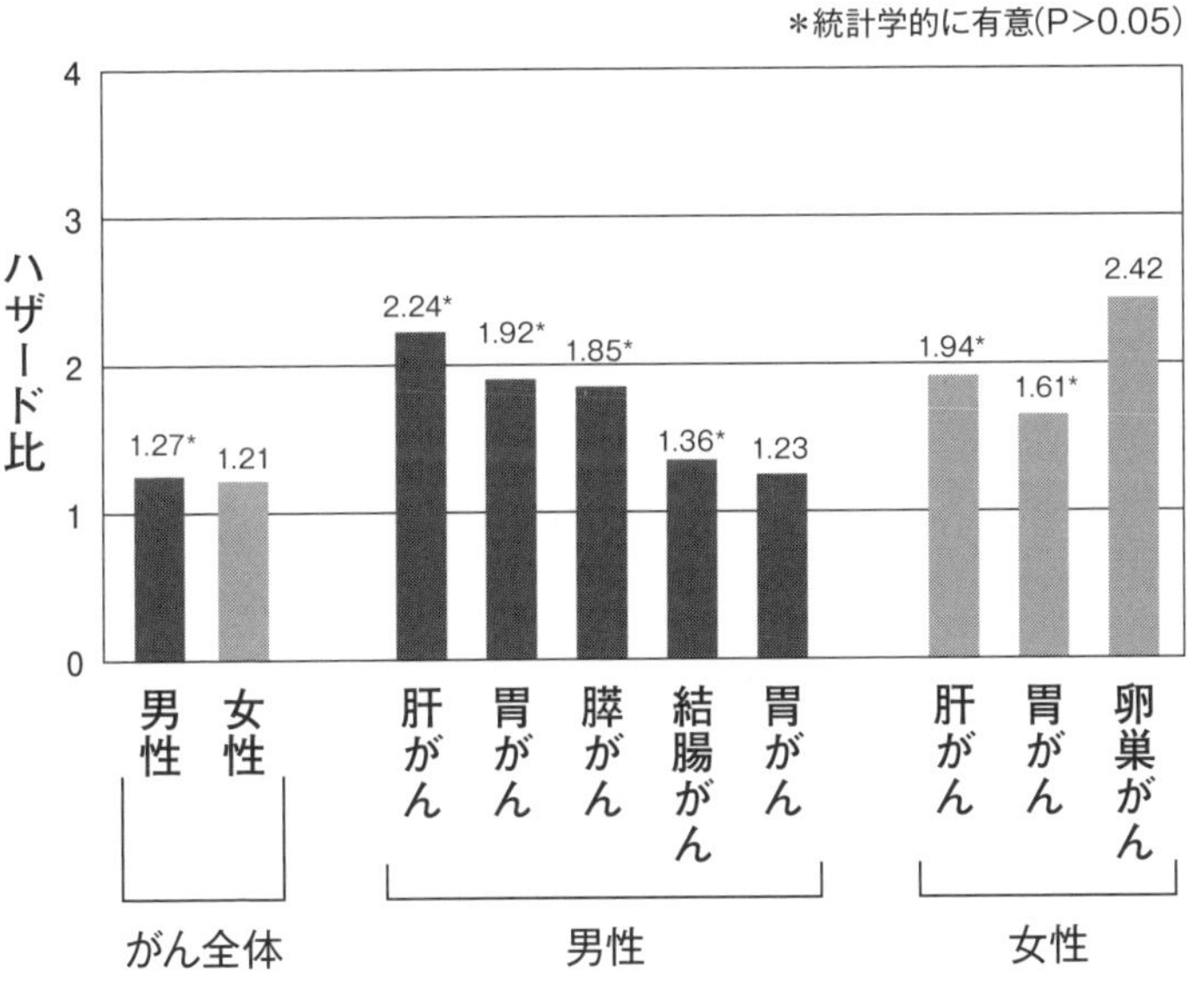

※国立研究開発法人 国立がん研究センター 社会と健康研究センター　予防研究グループのウェブサイトより(出典：Arch Intern Med.2006年166巻1871-1877ページ)

糖尿病ではない人と比べて、糖尿病がある人は、何らかのがんにかかる危険性が男性で1.27倍、女性で1.21倍高くなることがわかった。表にあるのは、特にかかりやすいがんで、男性では肝がん、膵がん、結腸がん、胃がん、女性では肝がん、胃がん、卵巣がんだった

ごはんは冷やして食べれば血糖値の急上昇を防ぐ

ごはんや麺類に含まれているでんぷんは、冷やすとレジスタントスターチ（難消化性でんぷん）に変化します。

でんぷんは体内で糖に変わりますが、レジスタントスターチは、消化されにくいので、糖に変化するまでに時間がかかります。そのため、血糖値がゆるやかに上がり、食後血糖値の急上昇が防げると同時に血糖値のピークも抑えられます。つまり糖尿病の予防になるのです。

またレジスタントスターチは、食物繊維のような働きをするため、便秘を解消したり、腸内の善玉菌を増やして腸内環境を改善します。腸内環境がよくなると免疫力も高まります。

さらにレジスタントスターチは腸内で吸収されにくいため、長く体内にとどまり、少ない量でも満腹感が得られ、肥満の予防にもなるのです。肥満や糖尿病の予防のために、炭水化物は冷やして食べましょう。

レジスタントスターチが食後血糖を下げる

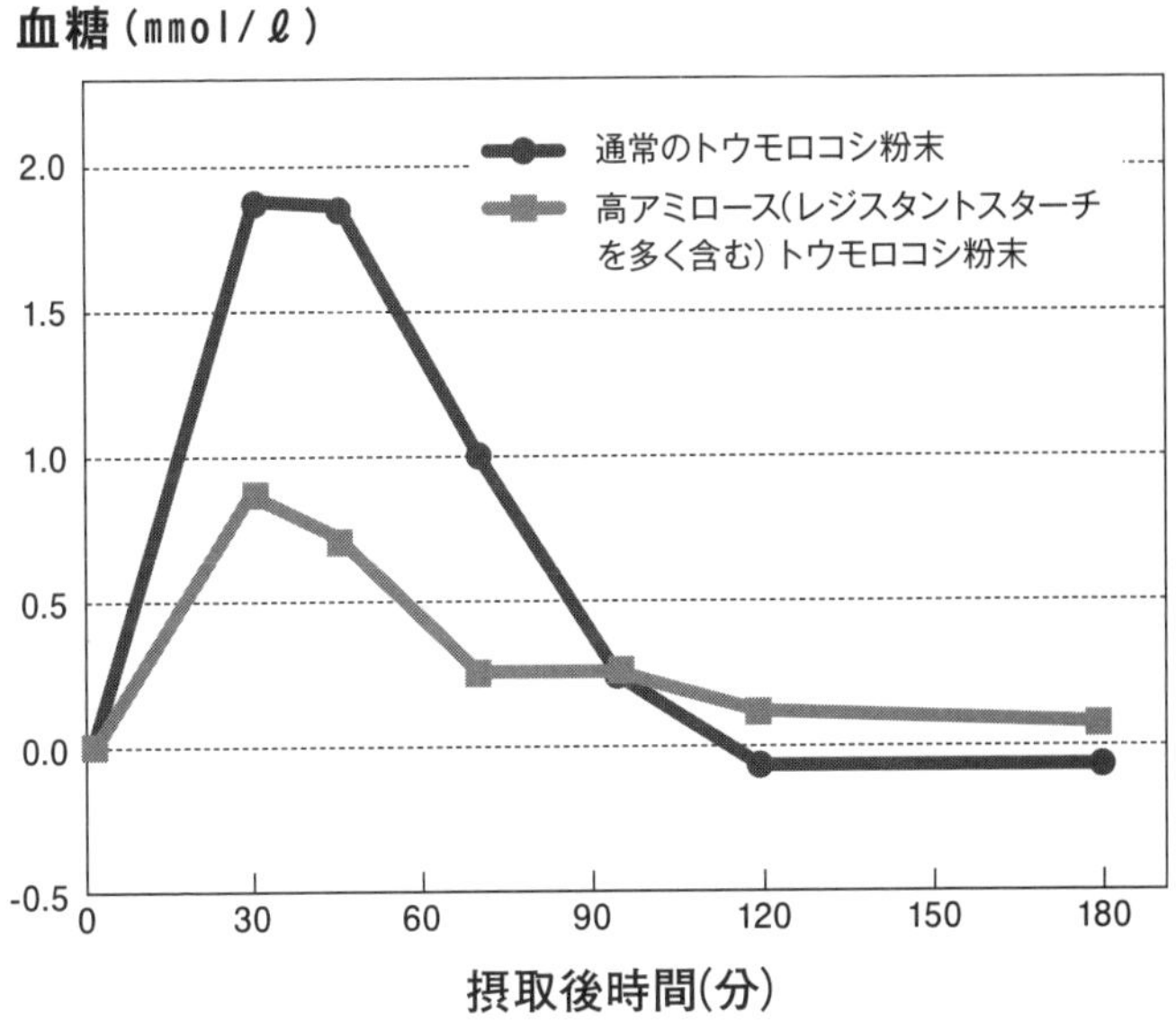

*ターザンウェブより（出典：Granfeldt Y, Drews A, Björk I,J. Nutr.,125,459-465,1995）

アミロースはレジスタントスターチを含むでんぷんの一種で、高アミロースになるほどレジスタントスターチを多く含む。この実験は、アミロース含有25%のトウモロコシ粉末を用いたパンを食べたときと、アミロース含有70%のトウモロコシ粉末を用いたパンを食べたときの食後血糖を比較したもの

スパイスを効果的に使って血糖値を下げる

糖尿病を予防する食べ物の1つにスパイスがあります。スパイスとは、香辛料のことです。

血糖値の上昇を抑えるスパイスとして、最もよく知られているのがシナモンです。左ページのグラフは、ライスプリン（米をミルクで煮た料理）にシナモンを加えた場合と加えない場合の血糖値の上がり方を示したものです。シナモンを加えたほうの血糖値が明らかに上がりにくいことがわかります。

またアメリカでは、**シナモンを摂取している人は摂取していない人に比べて、血糖値やコレステロール値、中性脂肪値の数値が低いという研究結果も報告されています。**

シナモンの他に、とうがらしやしょうが、にんにくにも、血糖値の上昇を抑える効果があることがわかっています。

にんにくは糖質の代謝をよくするので、炭水化物といっしょに、積極的に摂るようにしたいものです。

シナモンを加えると血糖が上がらない

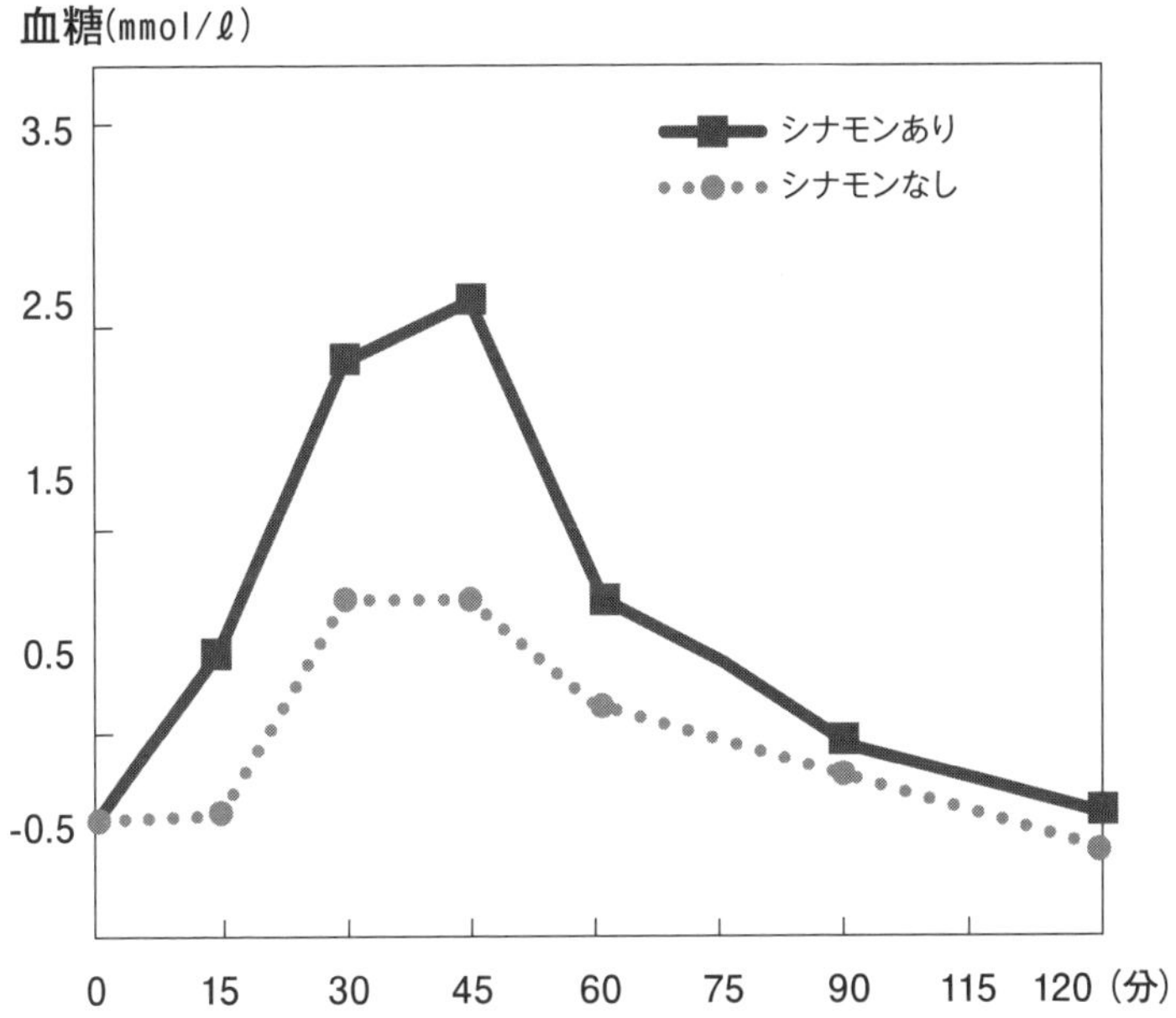

*出典：Eeffect of cinnamon on Postprandial blood glucose, gastric emptying, and satiety in healthy subject 1,2.3(Hlebowicz J,Darwiche, Bjöargell,and Almér.Am j Clin Nutr 2007より

健康な人14人に対して、シナモンを加えたライスプリンと、シナモンを加えないライスプリンを食べてもらい、15分後から120分後までの血糖の変化を比較した。シナモンを加えたほうが血糖が上がりにくい

皮つきりんごが肥満と動脈硬化を防ぐ

りんごにはフィトケミカルの一種である「りんごポリフェノール」が豊富に含まれています。

りんごポリフェノールは、プロシアニジンと呼ばれるもので、脂肪の蓄積を抑えて内臓脂肪をつきにくくし、また活性酸素を消去する体内の酵素を活性化させる働きもあります。

さらに、りんごポリフェノールには、**筋力を高める働き（筋緊張力増強作用）があることもわかっています**。筋力がアップすれば、運動能力も高まるので、内臓脂肪を燃焼させる効果も期待できるでしょう。

この他、**りんごには水溶性食物繊維の1つであるペクチンも豊富なので、腸内環境の改善効果も期待できます**。

なお、りんごポリフェノールは、皮のすぐ下に含まれているので、そのまま食べる場合もジュースにするときも、丸ごと食べるようにしましょう。

りんごポリフェノールの内臓脂肪抑制作用

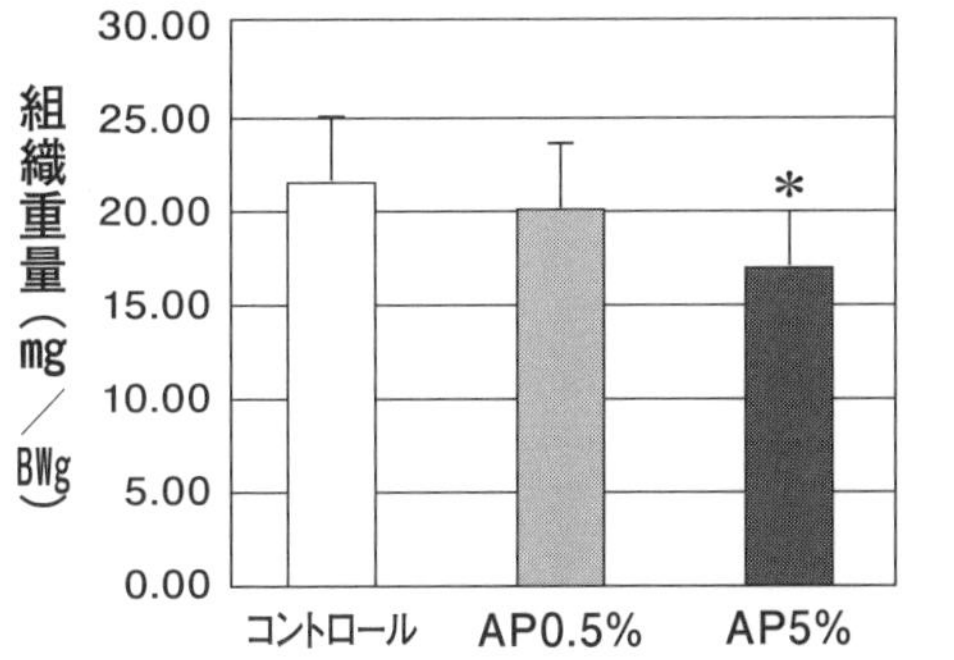

＊P<0.05 vs. C

りんごポリフェノールの筋張力増強作用

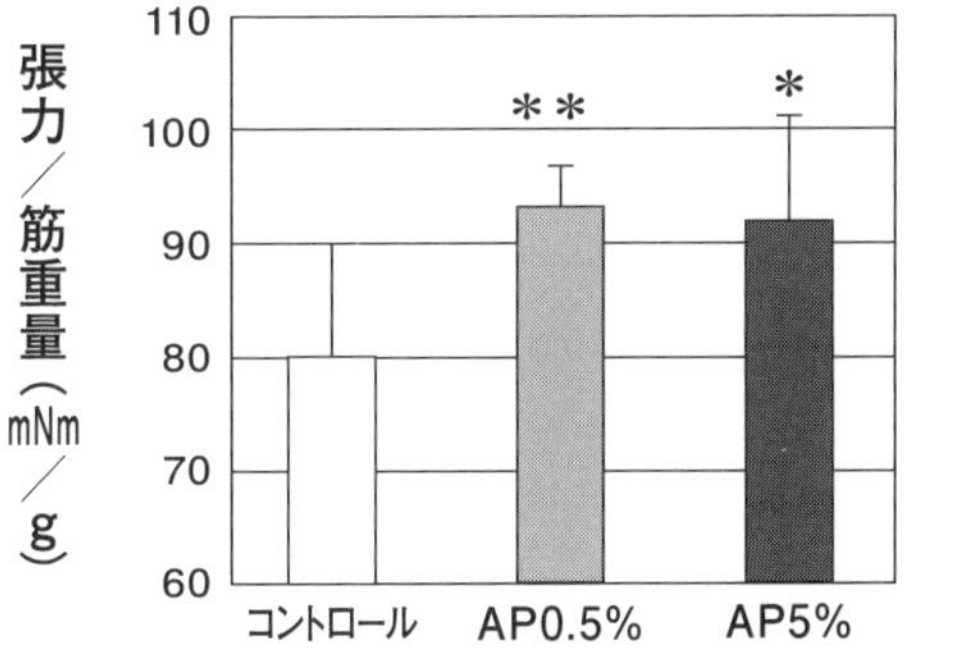

＊P<0.05 vs. C
＊＊P<0.01 vs. C

※アサヒグループホールディングスのウェブサイトより
　アサヒグループと日本体育大学大学院体育科学研究科・中嶋研究室との共同研究

APはアップル（りんご）ポリフェノールの略。AP0.05%はラットのエサに0.05%のりんごポリフェノール、AP5%は5%のリンゴポリフェールを配合。りんごポリフェノールをとると、内蔵脂肪量の減少と同時に、筋力の増強効果があることがわかった

納豆が心筋梗塞や脳卒中のリスクを減らす

納豆を食べると、心筋梗塞や脳卒中による死亡率が低くなることが、岐阜大学の永《なが》田《た》知《ち》里《さと》教授らの研究によって明らかにされています。

この研究では、約3万人を16年間にわたって追跡調査しましたが、その結果、**納豆を最も多く食べていた人のグループは、最も少なく食べていた人のグループに比べて、脳梗塞などの虚血性脳卒中による死亡率が約33％低下、心筋梗塞などの心血管疾患による死亡率は約25％低下することがわかりました**。

その有効成分の1つとして、血栓を溶かすナットウキナーゼという酵素が注目されています。血栓とは血管の中にできる血液の固まりのことです。脳梗塞や心筋梗塞はこの血液の固まりが血管を塞ぐことで起こりますが、ナットウキナーゼはこれを防いでくれます。また左ページのグラフのように血圧を下げる働きもわかっています。

ちなみにナットウキナーゼは、大豆を納豆菌で発酵する過程で作られる成分なので、大豆には含まれていません。

ナットウキナーゼの血圧降下作用

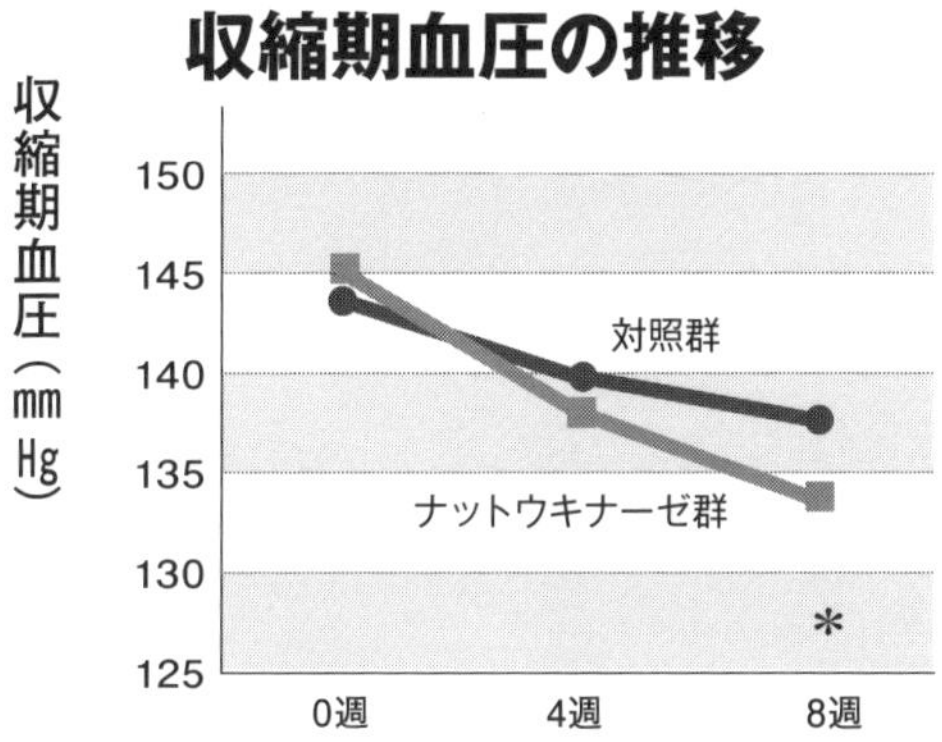

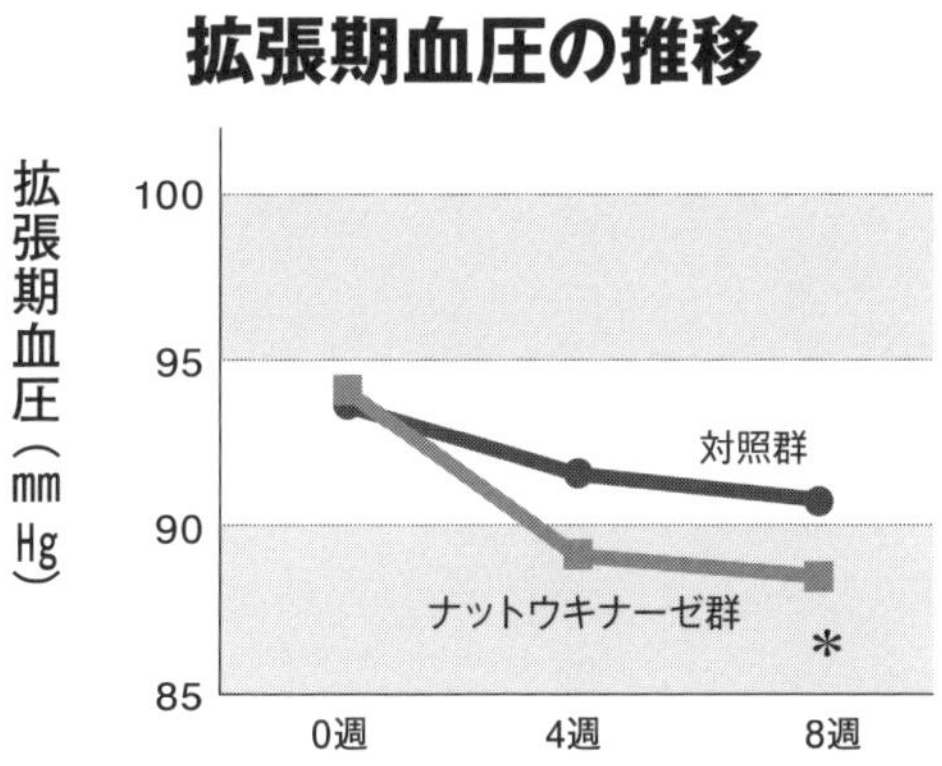

*メデシナ製薬のウェブサイトより(出典：Jong Ho lee,et al.:Effect of Nattokinase on Blood Pressurer: A Randmized, Controlled Trial. Hypertension Research(2008)31,1583-1588[発行：nature publishing group]

ナットウキナーゼを摂取すると、対照群(ナットキナーゼを摂取ないグループ）と比べて、収縮期血圧（上の血圧）も拡張期血圧（下の血圧も優位に下がることが確認できた

海藻のシリカが血管をしなやかに若返らせる

心筋梗塞や脳卒中を予防するには、血管をしなやかに保つことが大事です。そこで注目されているのがシリカ（ケイ素）です。

シリカは微量ながら人体を構成するミネラルの1つで、コラーゲンの再生を助ける働きがあります。

コラーゲンは皮膚や毛髪、爪、骨を形成するために不可欠な存在で、血管の弾力性を保ち、コレステロールが血管壁に不着するのを防いで、動脈硬化を予防する効果があります。

またコラーゲンは軟骨にも含まれるため、膝などの関節の動きをよくする効果も期待できます。

成人は1日に10～40㎎のシリカを消費すると言われているので、その分を食事から補わなければなりません。血管の若返りのために左ページの表にあるシリカを多く含む食品を、毎日摂ることを心がけましょう。

シリカを多く含む食品

（食品100g中おおよその含有量）

		シリカの含有量
穀類	きび	500mg
	小麦	160mg
	とうもろこし	20mg
	玄米	5mg
	精白米	0.5mg
野菜	じゃがいも	200mg
	赤かぶ	21mg
	アスパラガス	18mg
海藻・魚介類	青のり	62mg
	ひじき	10mg
	乾燥わかめ	7mg
	あさり	2mg

＊ウェブサイト、スキンケア大学のデータをもとに作成

オメガ3系脂肪酸が心筋梗塞を予防

第1章で、脂質（不飽和脂肪酸）の種類に、オメガ6系脂肪酸とオメガ3系脂肪酸があることを説明しました（22ページ）。

現代人の生活ではオメガ6系脂肪酸を摂りすぎているので、オメガ3系脂肪酸を積極的に摂るべきだということも説明しましたが、**オメガ3系脂肪酸には動脈硬化を予防する働きがあることがわかっています**。**また脳や神経の働きを助けて、認知症を予防する効果も知られています**（102ページ）。

オメガ3系脂肪酸の1つに、日本人の国民食ともいえる魚の油の成分であるDHAとEPAがありますが、魚をよく食べる人は、あまり食べない人に比べて、心筋梗塞などの虚血性心疾患が少ないという研究があります。

左ページのグラフのように、魚を最も少なく食べている人（週1回）を1とすると、それよりも食べている人は、全虚血性心疾患も、診断の確実な心筋梗塞も、発症リスクが低くなることが判明。予防のために魚を積極的に摂りたいものです。

魚摂取量と虚血性心疾患

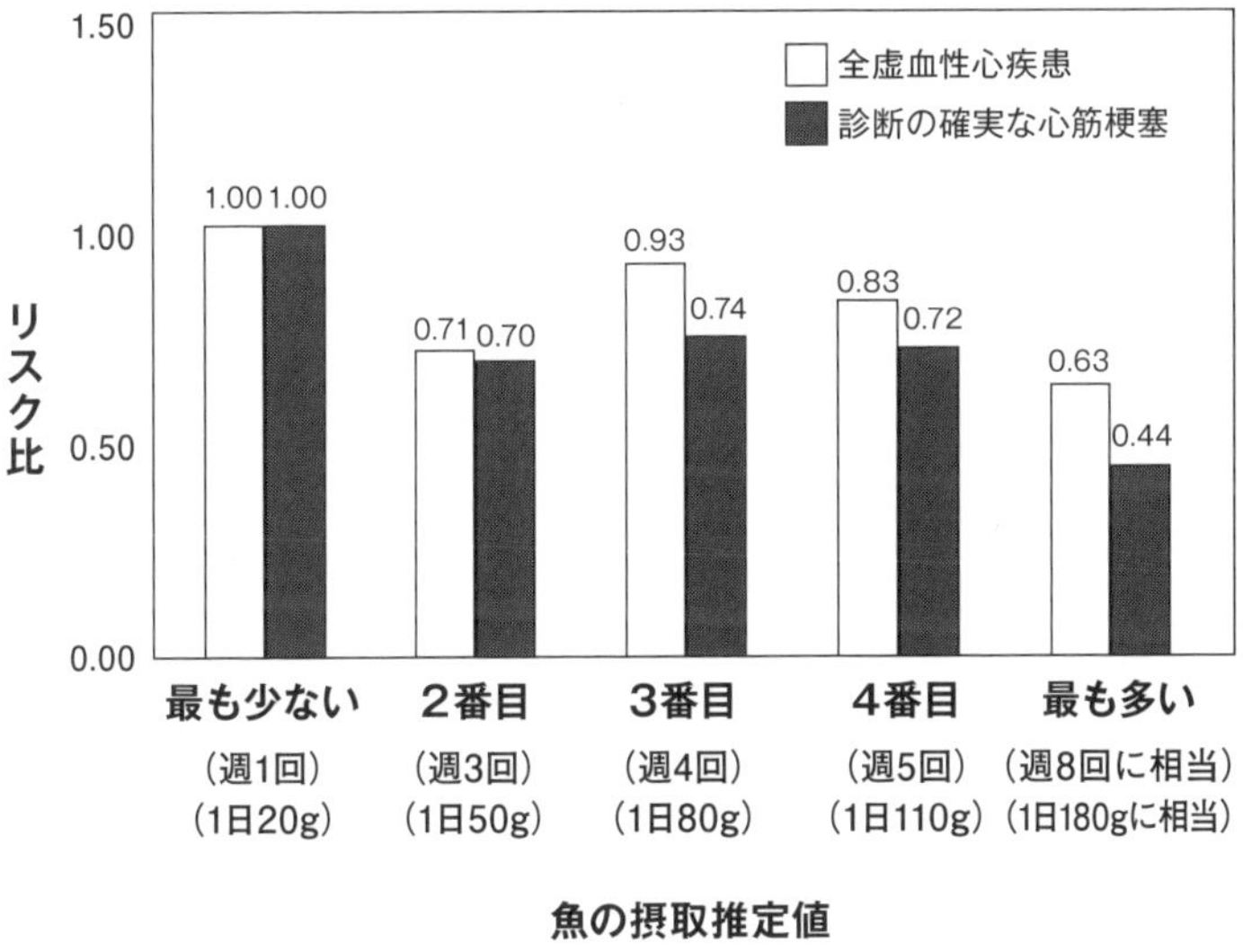

*国立研究開発法人 国立がん研究センター 社会と健康研究センター　予防研究グループのウェブサイトより(出典：Circulation　2006年113巻195-202ページ)

高齢、男性、喫煙、肥満などの要因による影響を除き、魚との関連を検討したところ、摂取量が最も少ない1日約20gのグループに比べ、その他のグループではいずれも虚血性心疾患のリスクが低下し、最も多いグループでは40%低かった。また診断の確実な心筋梗塞に限った場合では、よりはっきりリスクの低下傾向が示された

赤ワインが心臓病の死亡率を減らし寿命も延ばす

1992年、フランスのレヌー博士らが発表した研究によると、ヨーロッパの国々の中で、バターなどの動物性脂肪の摂取量が多いフランス人に心臓病の死亡率が低いことがわかりました。

これはフレンチ・パラドクス（フランスの逆説）と呼ばれ、その理由の1つとして、フランス人が好んで飲んでいる赤ワインに注目が集まりました。

赤ワインには抗酸化作用のある「レスベラトロール」が豊富に含まれています。2003年には、科学雑誌『ネイチャー』で、ハーバード大学の研究チームが、レスベラトロールが長寿に影響する可能性を発表しました。

それによると、**レスベラトロールは老化を抑制する長寿遺伝子（160ページ）を活性化させ、心筋梗塞などの心臓病を引き起こす動脈硬化や肥満、さらには認知症予防などの健康長寿効果も期待できるとされています。**なお健康のために赤ワインを飲むなら、グラス2杯程度の適量を楽しみましょう。

虚血性心疾患による死亡者数

（人口10万人あたり、1987年）

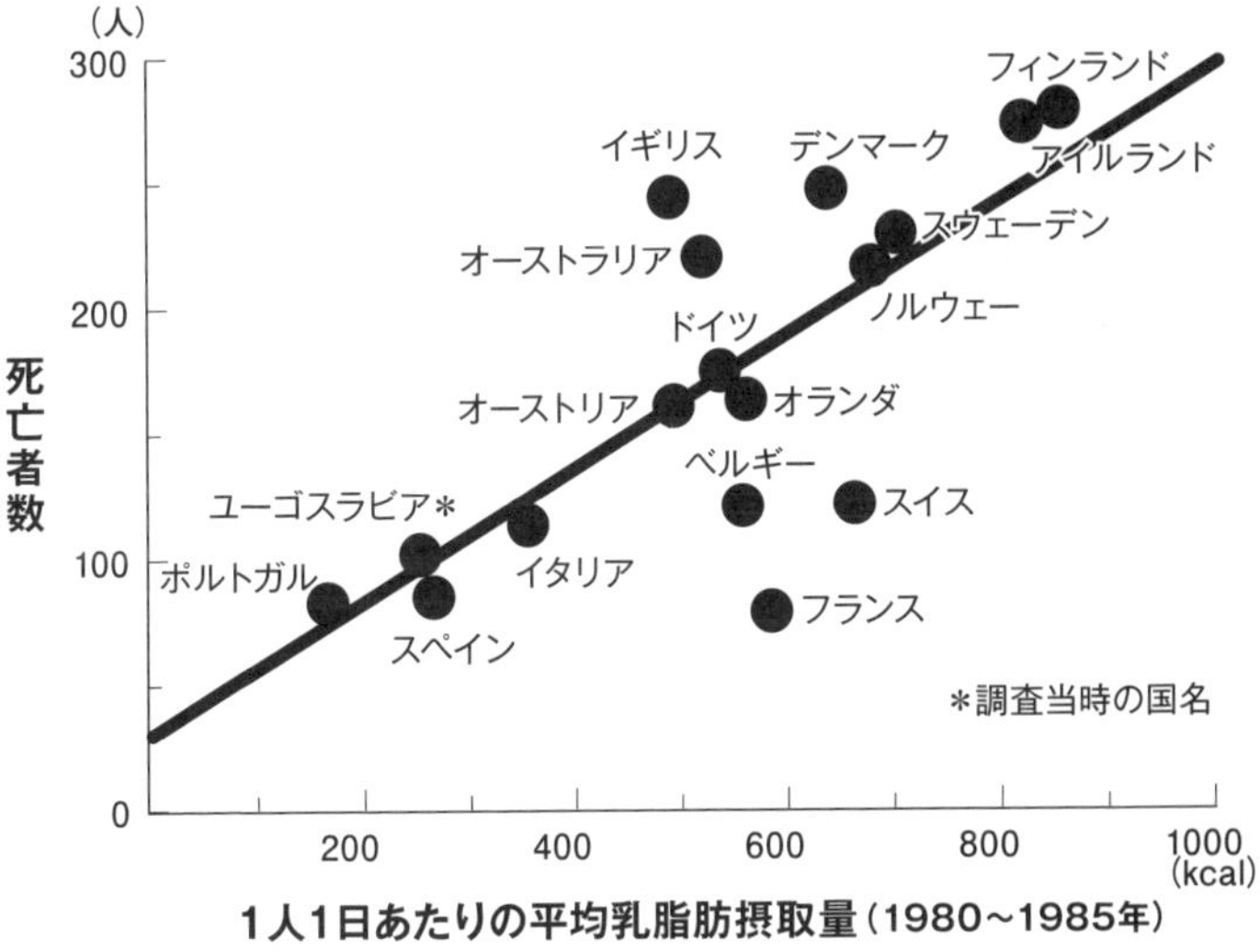

＊S.Renaud et al.：The Lancet,339,1523(1992) より

バターなど動物性脂肪の摂取量が多いフランス人は、心筋梗塞を始めとする虚血性心疾患の死亡率が非常に低い。その理由として、フランス人はポリフェノールを多く含む赤ワインを飲む習慣があるからではないかといわれている

ナッツは糖尿病の発症リスクを下げて、死亡率も下げる

くるみやアーモンド、カシューナッツといったナッツ類は、高脂肪であるにもかかわらず太りにくいことがわかってきました。

米ハーバード大学が米国人の女性看護師を対象に行った調査によると、左ページのグラフのように、**くるみを多く食べる人ほど糖尿病の発症リスクが低いことがわかりました**。

また同じく、ハーバード大学医学部のイン・パオ博士らが、米国在住の健康な男女約12万人を対象に、ナッツの摂取と病気についての調査を行ったところ、**ピーナッツやアーモンド、くるみなどのナッツ類をよく食べる人は死亡率が低いことがわかりました**。死因別では心臓病やがん、糖尿病、呼吸器疾患、感染症、腎臓病による死亡率は、ナッツを食べる人のほうが低い結果となりました。

パオ博士はナッツ類の不飽和脂肪酸や良質なたんぱく質、食物繊維、ビタミンEなどのビタミン類、フィトケミカルなどがよい影響を与えたと分析しています。

くるみを食べると糖尿病になりにくい

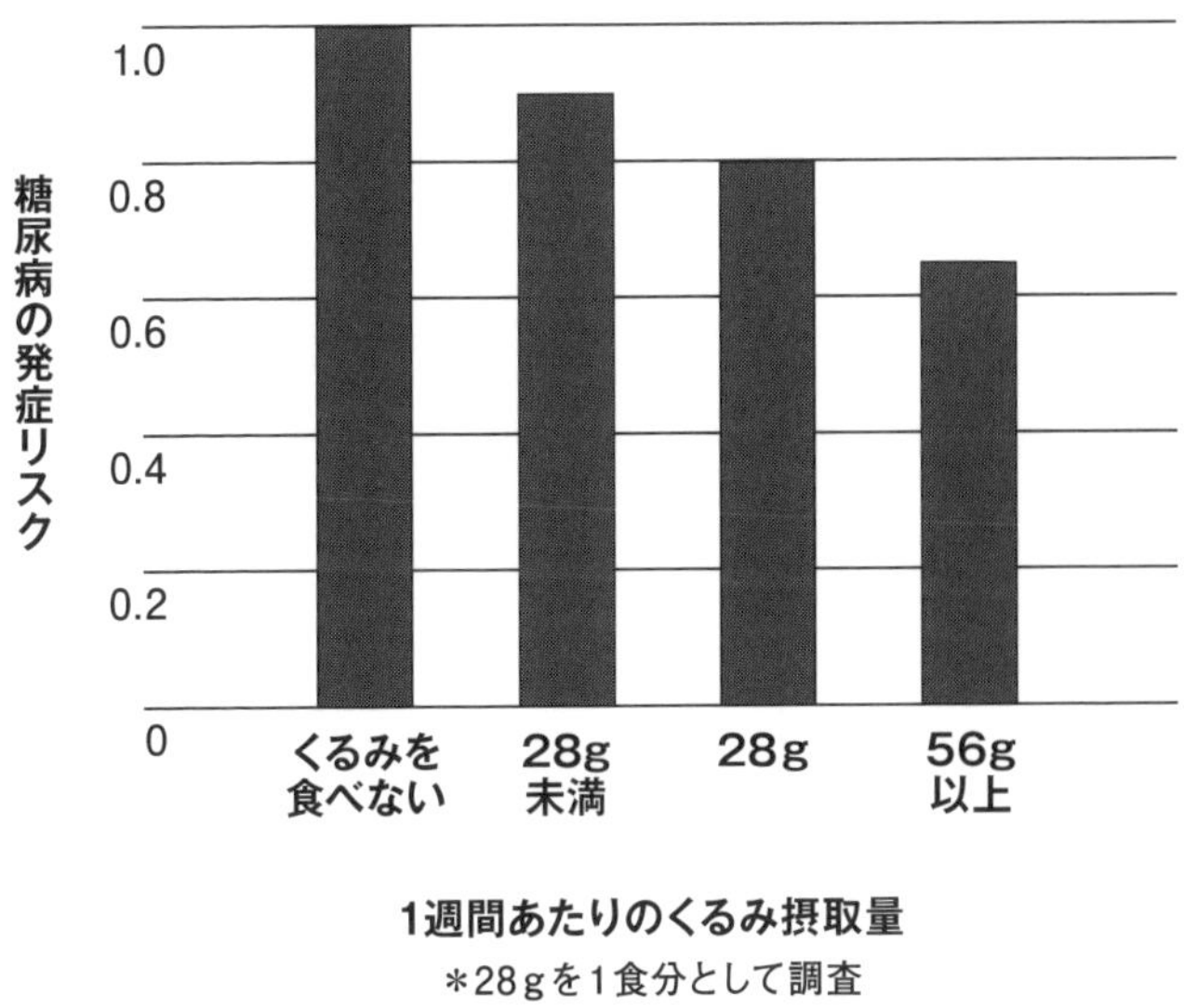

＊出典：ウェブサイトNeverまとめより（出典：J Nutr.2013 Apr;143,4,512-518）

ハーバード大学がアメリカ人の女性看護師を対象に行った調査。くるみを食べない人を「1」とした場合、くるみを食べる人は食べない人に比べて、糖尿病の発症リスクが低いことがわかった

ダークチョコレートが糖尿病や動脈硬化を予防

カカオ豆から作られるチョコレートには、ポリフェノールの一種である「フラバノール」が含まれています。

フラバノールは、活性酸素を消去する強い抗酸化作用があり、糖尿病や高血圧、動脈硬化を予防する働きが期待できます。

ただしこの効果を得るには、ホワイトチョコレートやミルクチョコレートではなく、カカオ含有量が70%以上のダークチョコレートでなければなりません。

ダークチョコレートを食べた後と、ホワイトチョコレートを食べた後の血糖値の上昇を比べた研究がありますが、ダークチョコレートを食べた後のほうが血糖値の上昇が抑えられることがわかっています。

市販されているダークチョコレートには、含有するポリフェノール（フラバノールを含む）の比率が記載されているので、70%以上を目安にできるだけ高比率のものを選びましょう。

ダークチョコレートが血糖値の上昇を防ぐ

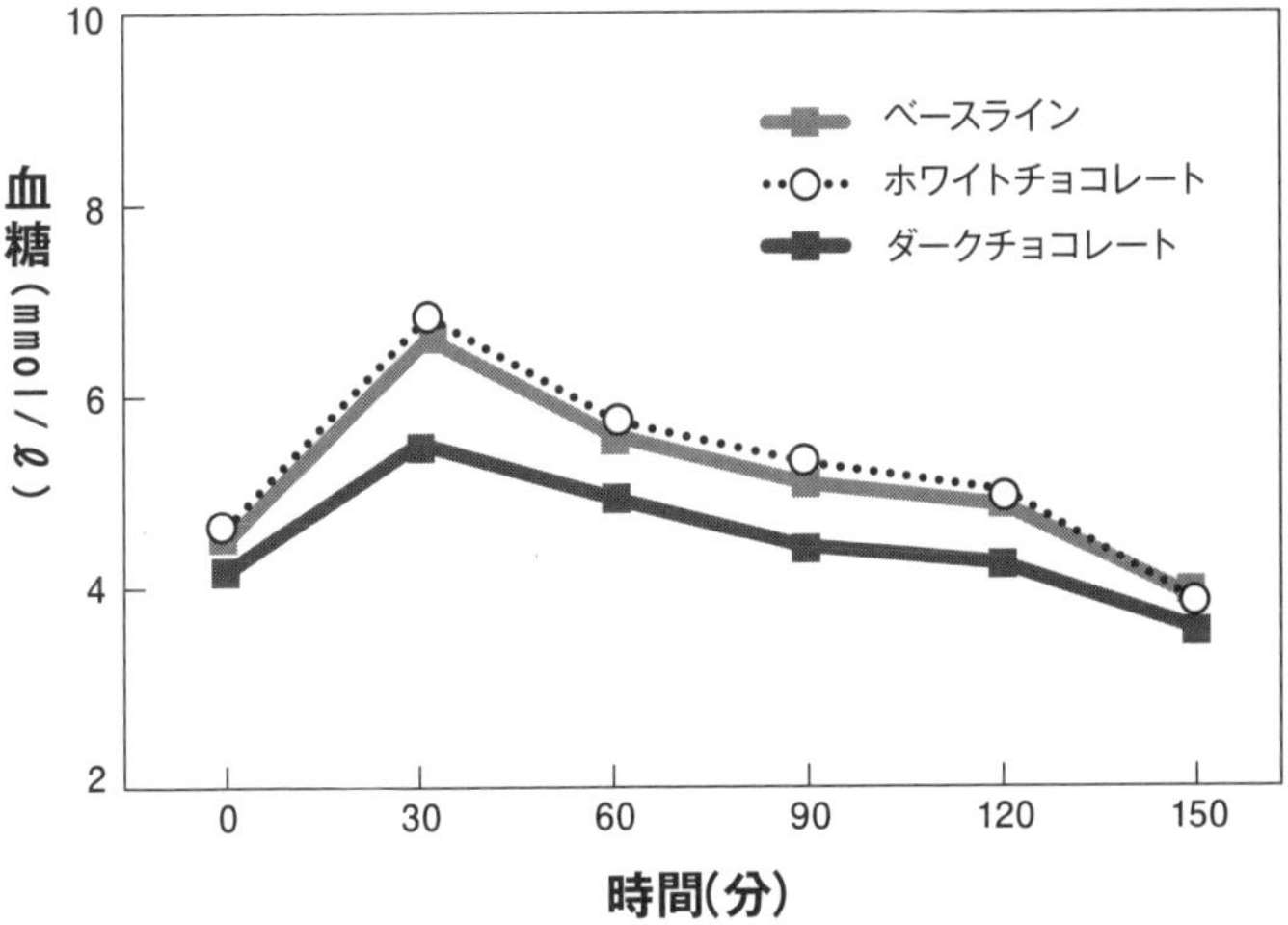

＊出典：Grassi D.et al(2005).Am.J.Clin.Nutrit.,81:611-613

ベースラインはチョコレートを食べていない状態。ホワイトチョコレートを食べた後は、血糖値がベースラインを超えているのに対し、ダークチョコレートを食べた後は血糖値の上昇が抑えられている

がんを予防するデザイナーフーズとは？

がんは細胞のＤＮＡが傷つき、その細胞が増殖することで発症します。ＤＮＡを傷つける発がん性物質にはさまざまなものがありますが、活性酸素もその１つです。そのため、活性酸素を消去する抗酸化ビタミンやフィトケミカルなどを豊富に含む野菜や果物を摂ることは、がんの予防になります。

米国立がん研究所は、１９９０年、がん予防効果が期待できる野菜や果物を「デザイナーフーズ」として発表しました。左ページの図のようにピラミッド型に並んでいることから「デザイナーフーズピラミッド」とも呼ばれています。

ピラミッドの頂点に近いほど、がん予防効果が高く、そのトップはにんにくです。にんにくは独特のにおいのもとであるアリシンに強力な抗酸化作用があります。

にんにくに次ぐキャベツには、イソチオシアネートという抗酸化作用の強いフィトケミカルが含まれています。ピラミッドの上位にある野菜や果物を積極的にとるようにしましょう。

デザイナーフーズピラミッド

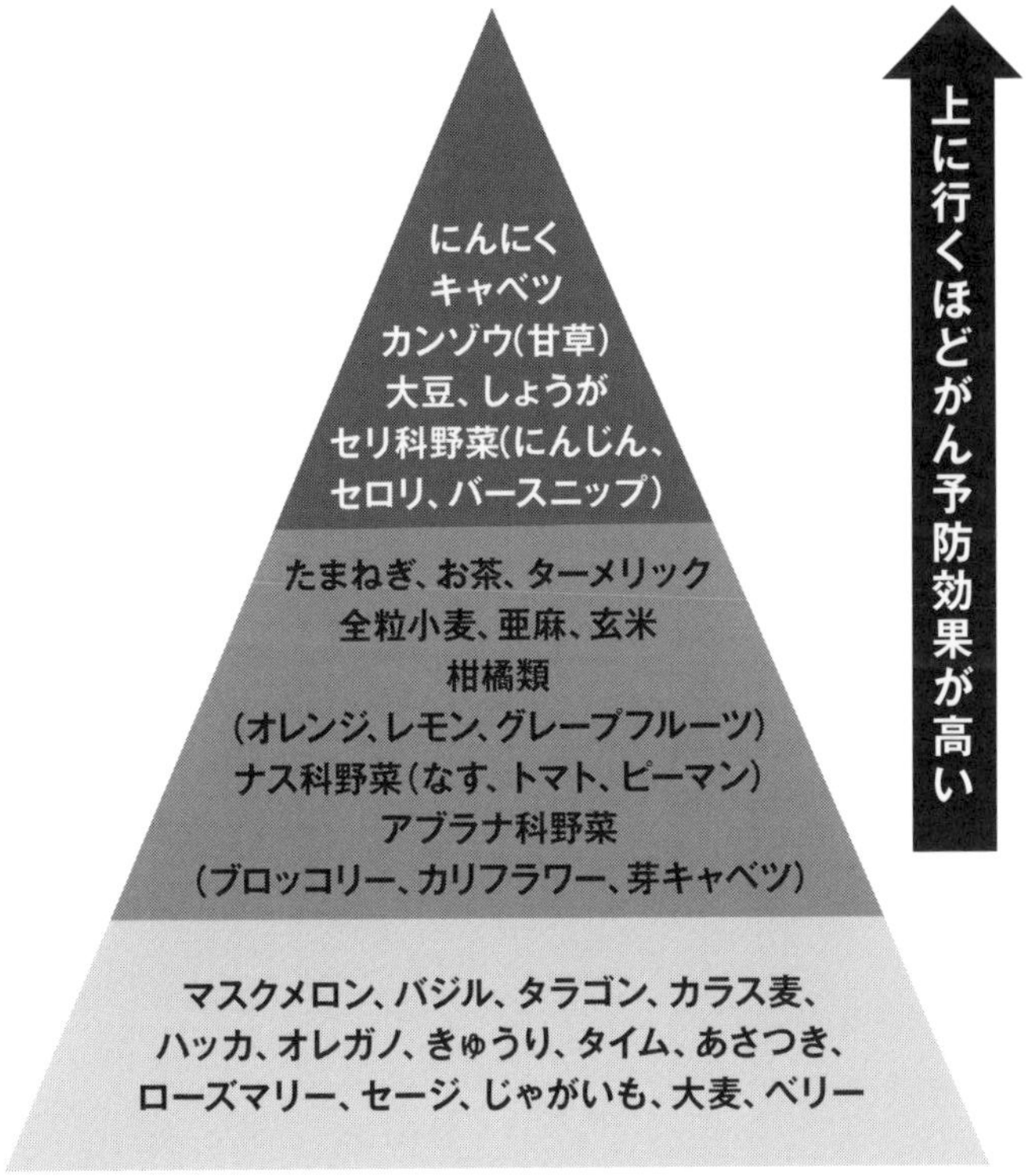

＊アメリカ国立がん研究所(National Cancer Institute)発表資料をもとに作成

数千種類の野菜や果物、穀物などの中から約40種類に絞り込み、がん予防効果の高い順にピラミッド型に表している

プロバイオティクスで免疫力を高める

第8の栄養素と呼ばれる発酵食品（46ページ）は、微生物の力を借りて作られる食べ物です。

健康長寿を実現するには、腸内細菌のバランスを整えることが重要です。そのためには、善玉菌を増やす効果のある微生物を含む食品をとることが大切です。**このような微生物やそれらを含む食品のことを「プロバイオティクス」と言います**。プロバイオティクスには、左ページの表のようにさまざまな種類がありますが、実際に食べてみて、お腹の調子がよくなるなら、その人にあったプロバイオティクスです。変化が感じられない場合は、他のプロバイオティクスを試してみましょう。

それに加えて、善玉菌のエサを摂ることも大事です。**水溶性食物繊維やオリゴ糖など、善玉菌のエサになる食品のことを「プレバイオティクス」と言います**。

プロバイオティクスとプレバイオティクスを摂ることを心がければ、腸内環境が改善され、免疫力もアップするでしょう。

プロバイオティクスとおもな発酵食品

微生物の種類	効果	おもな発酵食品
ラクトバチルス・プランタルム	免疫の調節 腸内環境 栄養素の維持	キムチ ザワークラウト 発酵野菜
ラクトバチルス・アシドフィルス（アシドフィルス菌）	免疫増強 イースト菌感染症の減少 コレステロール値の改善	乳酸菌製品
ラクトバチルス・ブレビス	神経の栄養増加 免疫機能の改善	ザワークラウト 漬け物
ビフィドバクテリウム・ラクティス（ビフィズス菌）	食品を媒介する病原菌の減少 免疫増強 消化改善	発酵乳製品
ビフィドバクテリウム・ロングム	病原菌の亜減少 コレステロール値の改善	発酵野菜 発酵乳製品

※白澤卓二監修『医者が教える最強の食事術』（宝島社）より

ブロッコリーの注目成分が老化物質を減らす

ブロッコリーにはイオウ化合物の一種である「スルフォラファン」という成分が豊富に含まれています。

スルフォラファンは、ブロッコリーに含まれる「ミロシナーゼ」という酵素を活性化させて、発がん物質を解毒する作用があります。

またブロッコリーの新芽であるブロッコリースプラウトは、スルフォラファンが多く含まれ、その含有量は成熟したブロッコリーの約20倍と言われています。

このブロッコリースプラウトが老化物質であるＡＧＥｓ（18ページ）を減らす効果が、実験によって確かめられています（左ページのグラフ）。体内の老化物質を減らすことができれば、それだけ長生きできる可能性があります。

またブロッコリーには、がん予防効果があり、キャベツにも含まれているフィトケミカルのイソチオシアネート（76ページ）も豊富です。いずれもアブラナ科の野菜ですが、アブラナ科の野菜は、がん予防効果が高いことが知られています。

ブロッコリースプラウトを食べると血中AGEs(終末糖化産物)濃度が減少

血中AGEs濃度の変化

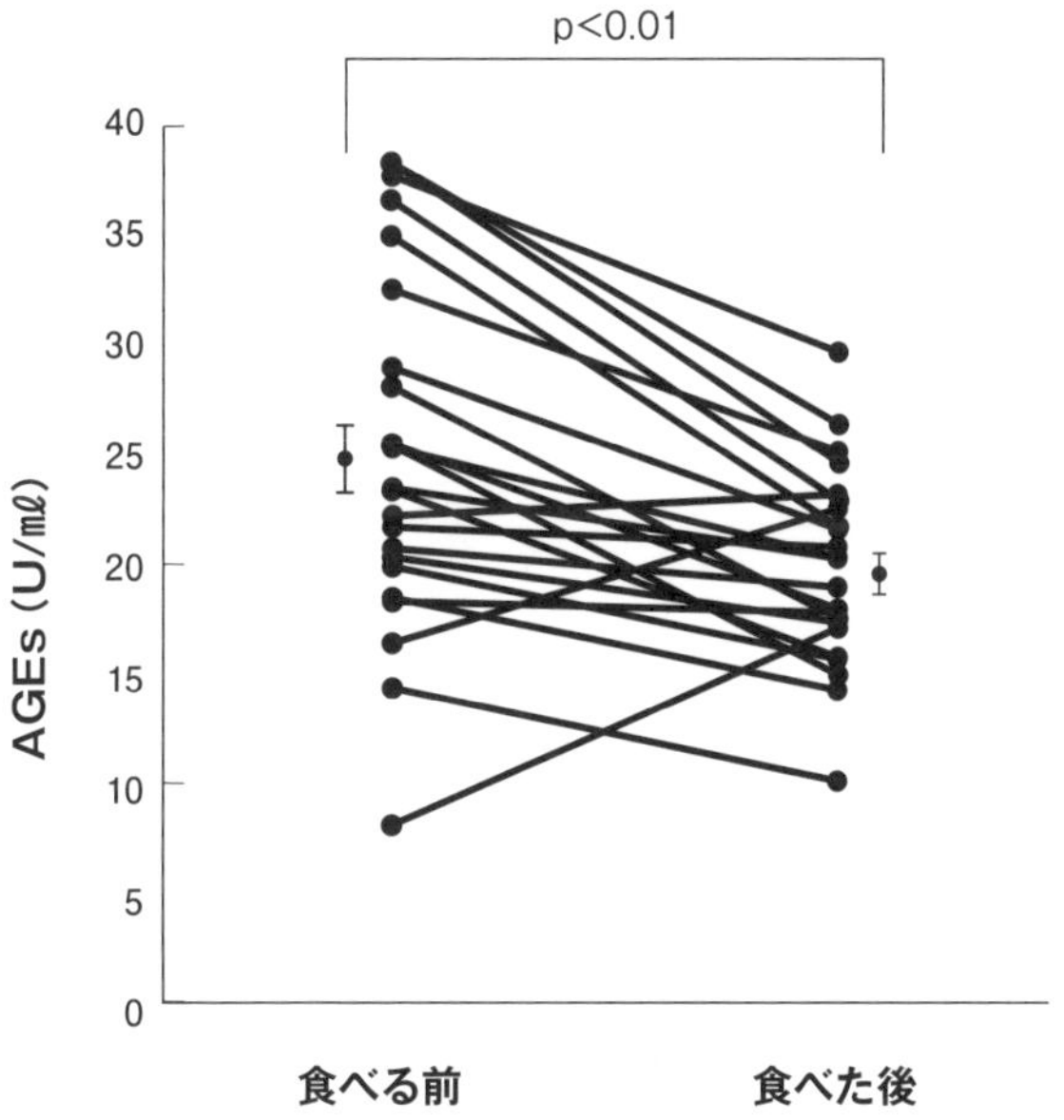

＊「ブロッコリースーパースプラウトの摂取は、血中AGEsレベルを低下させる」久留米大学医学部糖尿病性血管合併症病態・治療学 山岸 昌一教授の論文より

健常な成人25名が2カ月間スルフォラファン前駆体を高濃度に含むブロッコリースーパースプラウトを毎日25g摂食した。その結果、摂食前後のAGEs値(U/mℓ) は平均で2割減、25名中22名(88%) が減少した

トマトのリコピンは細胞のがん化を防いでくれる

トマトには**「リコピン」**というカロテノイドが含まれています。カロテノイドは、赤や黄、橙などの色素成分のことで、第7の栄養素、フィトケミカルの一種です。**トマトの赤色の色素成分あるリコピンは、抗酸化作用が強く、活性酸素を消去して細胞のDNAが傷つくのを防ぎ、がん化を防ぐ効果が期待できます。**

左ページのグラフは、カロテノイドの抗酸化力を比較したものですが、リコピンはトップクラスであることがわかります。

最近はリコピンの含有量が多いトマトの品種が市販されていますが、**リコピンは赤い色素なので、より赤いトマトを選ぶようにしましょう。**またリコピンは皮に多く含まれるので、普通のトマトよりも皮の割合が多いミニトマトのほうが、リコピンをより効率よく摂取できます。

リコピンは油に溶けやすい性質があるので、油といっしょに調理すると体内への吸収率がアップします。熱にも強いので、加熱調理しても問題ありません。

カロテノイドの抗酸化力

ビタミンEを1としたときの活性酸素(一重項酸素) 消去活性の比較

( ) 内は、それぞれのカロテノイドが多く含まれるおもな食品

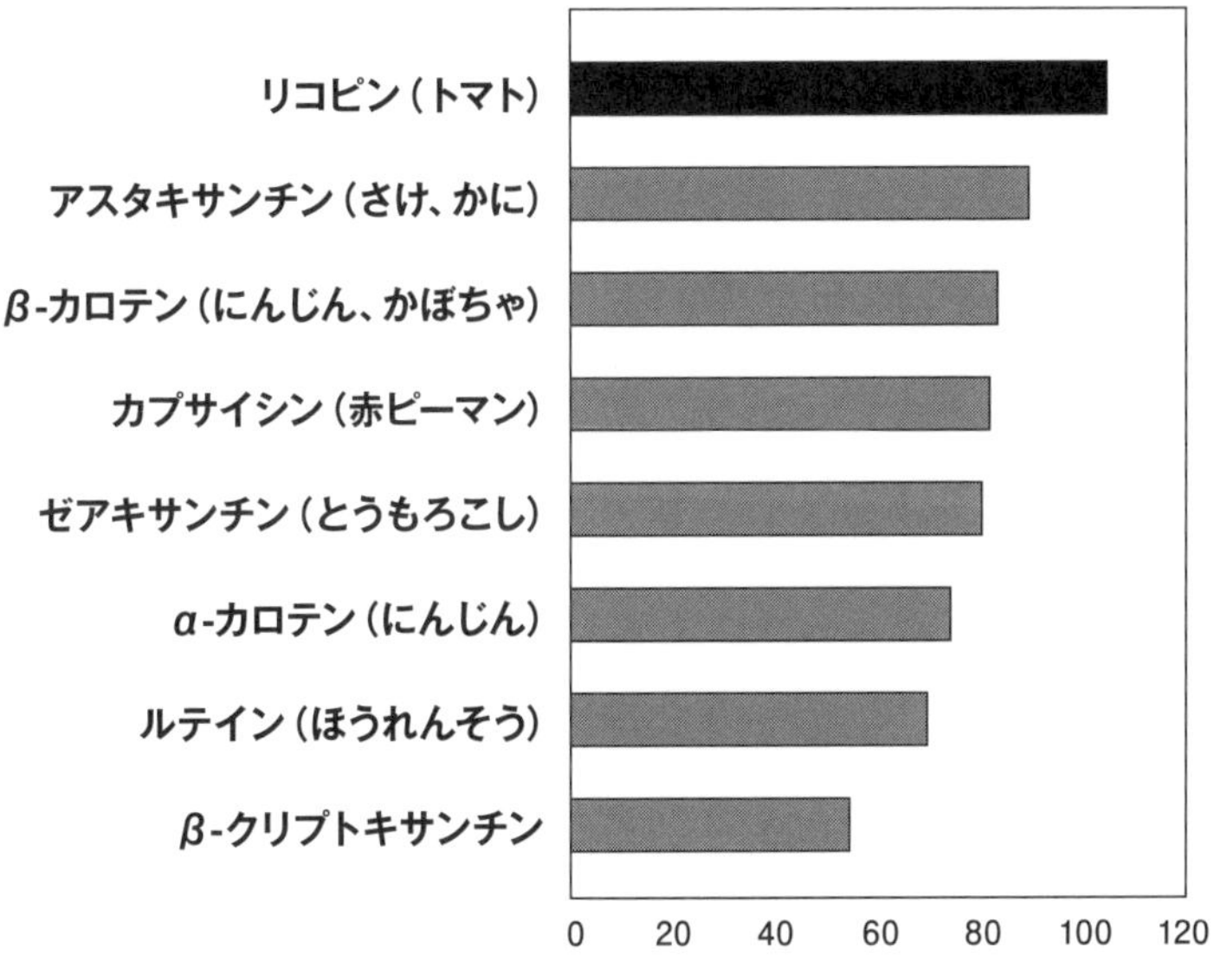

＊カゴメウェブサイトより(出典：Ouchi A.et al.,J.Agric.Food Chem.,58,9967-78.2010)

通常の酸素は三重項酸素といって、安定した形で存在する。これが何らかの原因で不安定な形になったものが、活性酸素の一種である一重項酸素。ビタミンEは、活性酸素を消去する抗酸化ビタミンだが、カロテノイドはそれよりも消去活性が強い。中でもトマトのリコピンはトップクラス。トマトによってカロテノイドの含有量が異なるのであくまで参考値

梅干しがピロリ菌を減らして胃がんを予防する

梅（梅干し）は殺菌効果があると言われ、昔から食中毒予防効果があるとされています。実際、梅に含まれるクエン酸は、黄色ブドウ球菌や病原性大腸菌（O-157）などの増殖を抑える働きがあります。

また**「梅リグナン」**という成分は、シリンガレシノール、ピノレシノール、エポキシリオニレシノール、リオニレシノールという4つのポリフェノールの総称ですが、これらには**胃がんを引き起こすピロリ菌（ヘリコバクターピロリ）の運動能力を阻害する効果が知られています。つまり梅や梅干しは胃がんの予防になるのです。**

さらに、梅のポリフェノールには、抗酸化作用、インフルエンザウイルスの増殖抑制作用、糖尿病や高血圧の予防作用などがあると、紀州梅研究会が発表しています。

この他、脂肪燃焼や肥満予防に効果が期待できるバニリンという成分は、梅を梅干しにすることによってできる成分です。バニリンは加熱によって増えるので、加熱して食べるのがおすすめです。

梅や梅干しのおもな効能のまとめ

抗酸化作用	病気や老化を引き起こす活性酸素を消去する作用
脂肪燃焼作用	梅干しのバニリンが脂肪燃焼を促し肥満予防に効果的
インフルエンザ予防	梅のエポキシリオニレシノールがインフルエンザウイルスの増殖を抑制
胃がん予防	胃がんを引き起こすヘリコバクターピロリ菌の運動能力を阻害
糖尿病予防	α-グルコシダーゼ（糖質を吸収する酵素）の活性を阻害し食後血糖値の上昇を抑制
高血圧予防	血圧を上昇させるアンジオテンシンⅡの働きを抑制して高血圧を予防
食中毒予防	クエン酸の強い殺菌力で黄色ブドウ球菌や病原性大腸菌（O-157）の増殖を抑える

＊紀州梅効能研究会のウェブサイトなどをもとに作成

コーヒーのクロロゲン酸ががんや心臓病、脳卒中を予防

コーヒーの香り成分に含まれる**クロロゲン酸**は、ポリフェノールの一種で、体内の発がん物質を抑える働きがあります。

イタリアのポッツィッリ国立研究所のリシア・イアコヴィエーロ博士らの研究チームは、**1日3杯以上のイタリアンコーヒーを飲む人は飲まない人に比べて、前立腺がんのリスクが53％低いことを明らかにしています。**しかし1日2杯以下では発症リスクは下がりませんでした。

また国立がん研究センターが行った研究では、コーヒーが肝臓がんや子宮体がんのリスクを減らすという報告があります。

さらに同センターの別の研究（左ページのグラフ）では、1日3～4杯コーヒーを飲む人は、飲まない人より心筋梗塞などの心疾患、脳卒中（脳血管疾患）、呼吸器疾患の死亡リスクを下げると報告されています。コーヒーはこれらの疾患の予防効果も期待できるのです。

コーヒー摂取と全死亡リスク

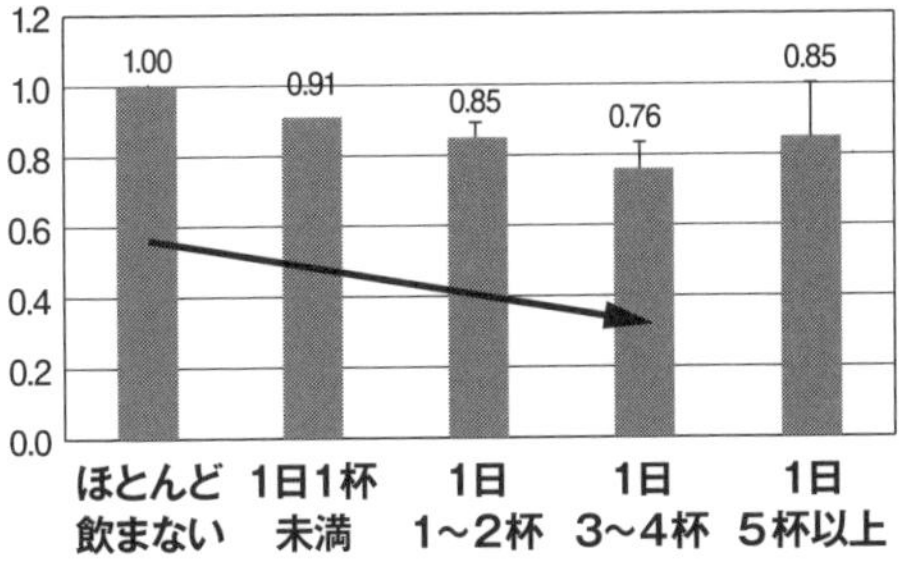

コーヒー摂取と死因別死亡リスク

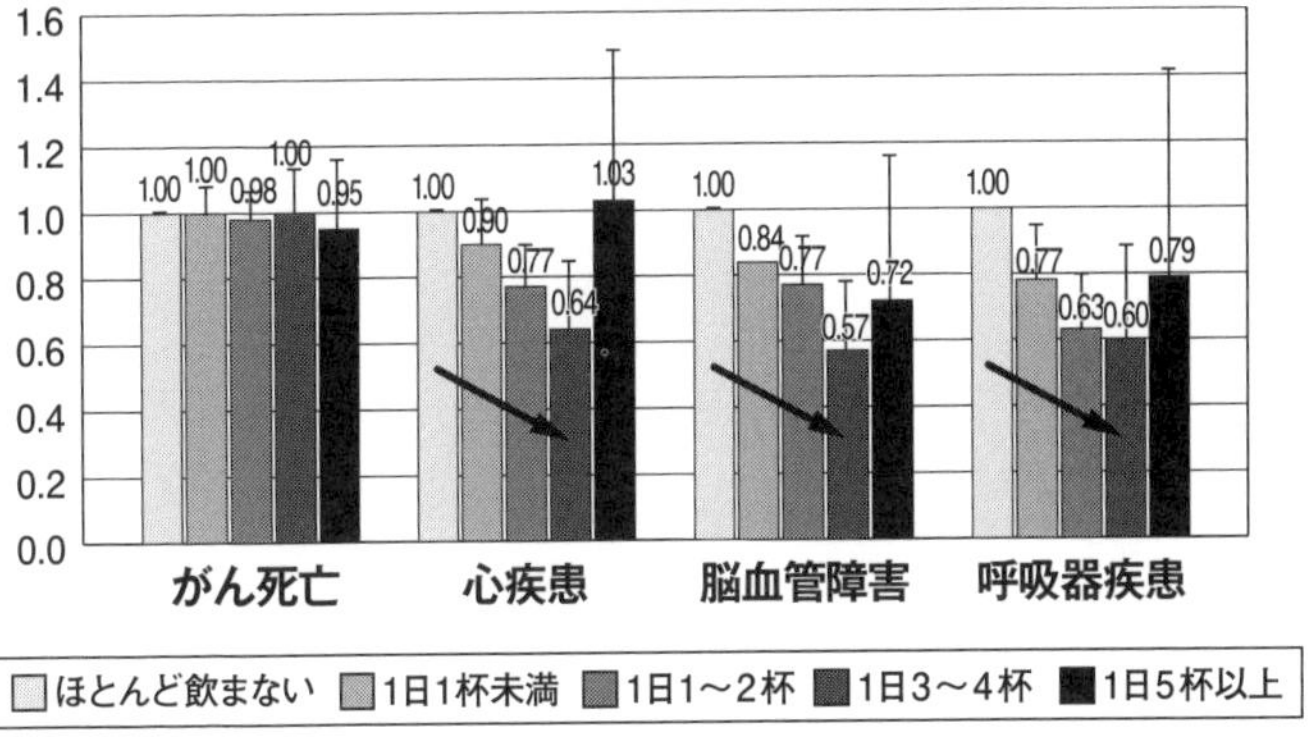

＊国立研究開発法人 国立がん研究センター 社会と健康研究センター　予防研究グループのウェブサイトより(出典：American Journal of Clinical Nutrition 2015年101巻1029−1037ページ)

コーヒーを1日3～4杯飲む人の死亡リスクは、まったく飲まない人に比べ24%低いことが判明。また飲む量が増えるほど危険度が下がる傾向が認められた。死因別では、がん死亡の危険度には有意な関連がみられなかった(同センターの別の研究ではコーヒーが肝臓がんや子宮がんのリスクを減らすという報告がある) が、心疾患死亡、脳血管疾患死亡、呼吸器疾患死亡についてはコーヒー摂取による危険度の有意な低下が認められた

1日5杯の緑茶ががんを予防して寿命まで延ばす

緑茶の渋みの成分である**カテキン**は、フィトケミカルの一種で、抗酸化作用やLDL（悪玉）コレステロールの減少、血栓の予防などの効果が知られています。

なかでも注目されているのが、がん予防効果です。国立がん研究センターが行った研究では、**1日5杯以上の緑茶を飲むと、女性の場合は胃の下部に胃がんを発症するリスクが30％低くなりました。また男性の場合は、前立腺がんを発症するリスクが50％低くなりました**。

さらに同センターの別の研究では、緑茶が死亡リスクを下げる効果、つまり寿命を延ばす効果が明らかにされています。

男女とも緑茶を多く飲むほど死亡リスクが低下し（左ページのグラフ）、また死因別死亡リスクでは、心疾患死亡、脳血管疾患、呼吸器疾患で死亡リスクが下がることがわかりました（91ページのグラフ）。これらの疾患を予防して寿命を延ばしたい人にも緑茶はおすすめです。

緑茶摂取と全死亡リスク

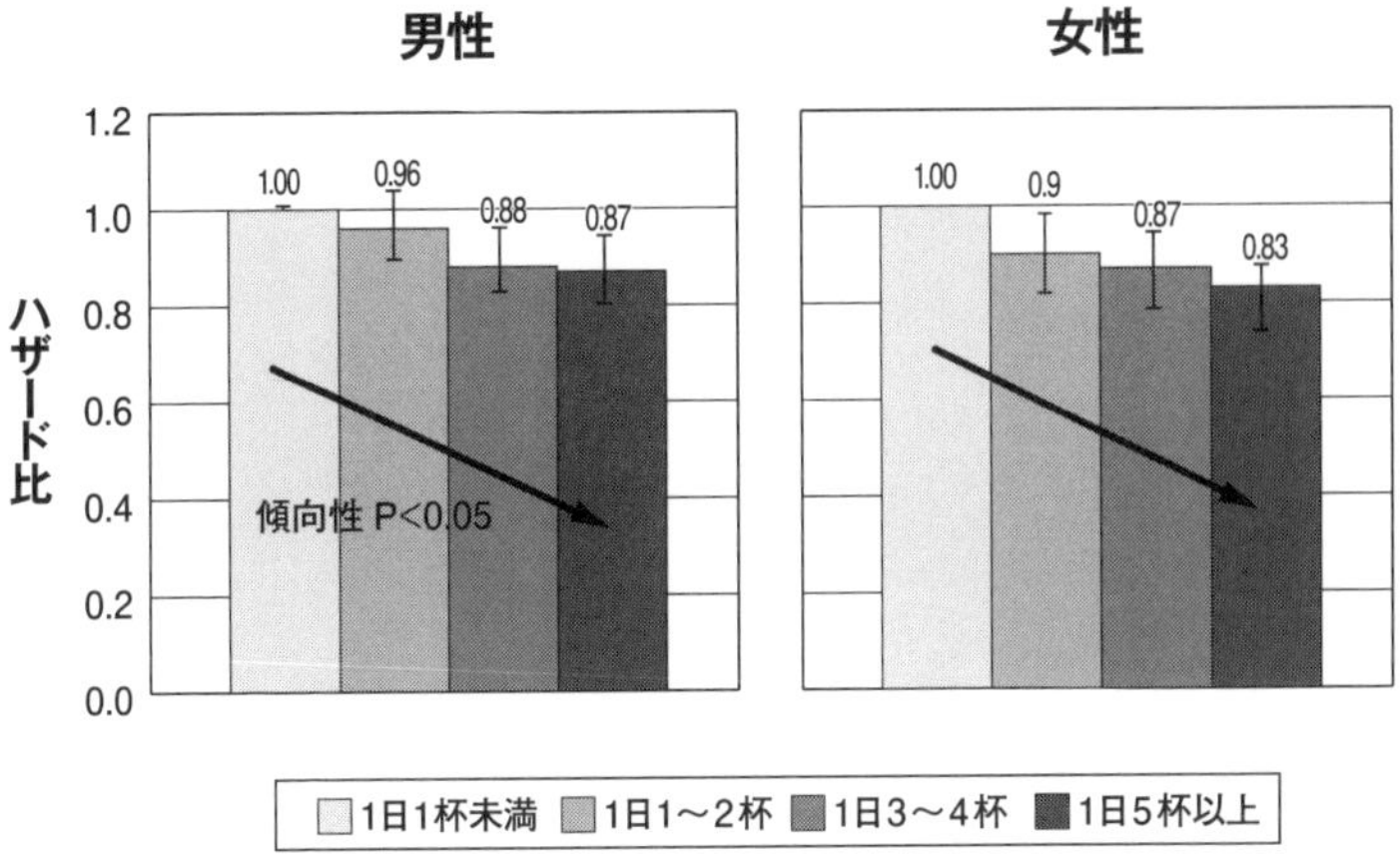

＊国立研究開発法人 国立がん研究センター 社会と健康研究センター　予防研究グループのウェブサイトより(出典：Annals of Epidemiology 2015年25巻512－518ページ)

緑茶を1日1杯未満飲む群を基準として比較すると、男女とも緑茶摂取量が増えるにつれ死亡リスクが低下する傾向がみられた

緑茶摂取と死因別死亡リスク

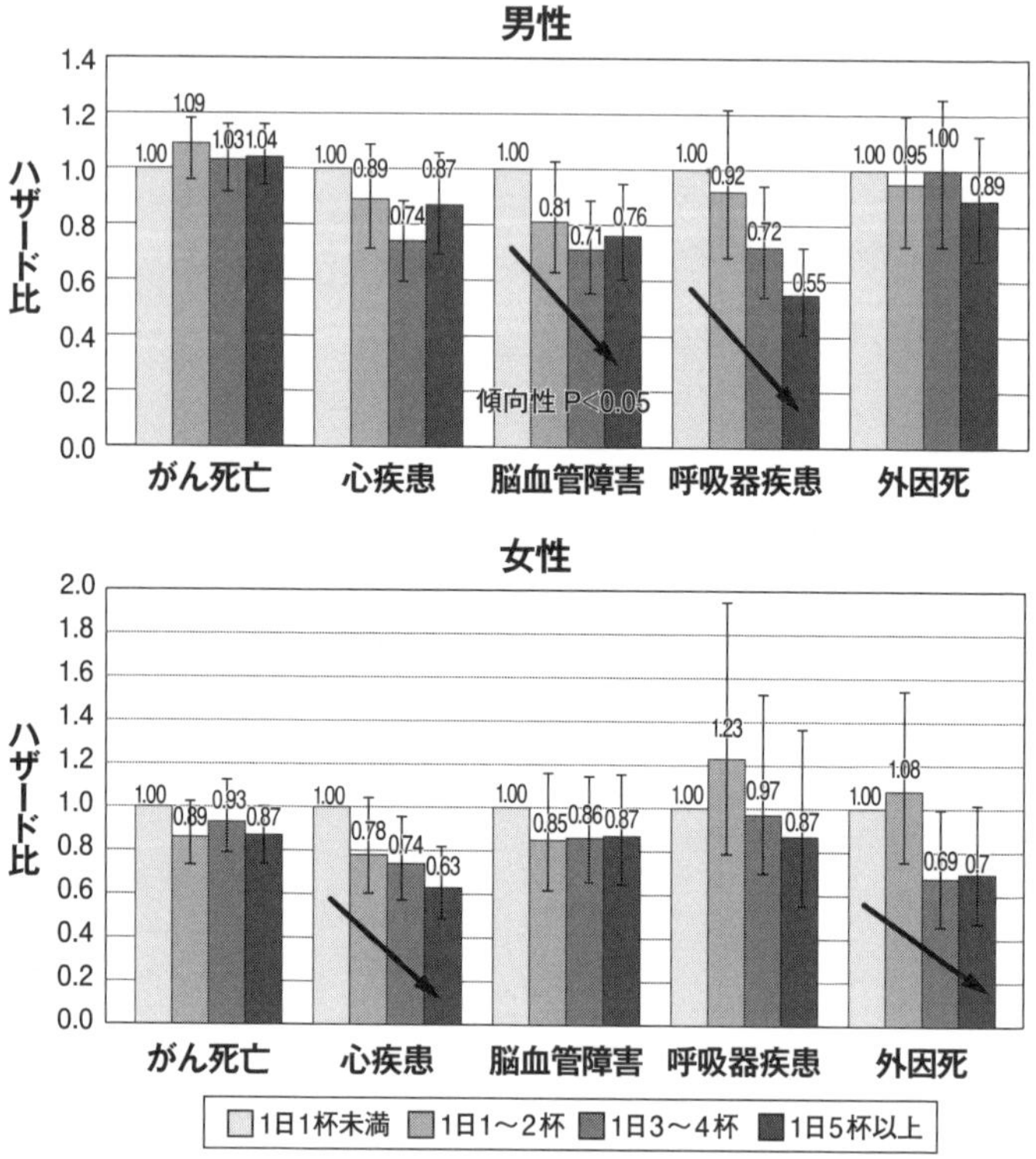

※国立研究開発法人 国立がん研究センター 社会と健康研究センター 予防研究グループのウェブサイトより(出典：Annals of Epidemiology 2015年25巻512−518ページ)

がん死亡の危険度には有意な関連がみられなかった(同センターの別の研究では緑茶が胃がんや前立腺がんのリスクを減らすという報告がある)が、心疾患死亡、脳血管疾患死亡、呼吸器疾患死亡については、緑茶摂取による危険度の有意な低下がみられた。男性では脳血管疾患と呼吸器疾患、女性では心疾患と外因死において、緑茶摂取量が増えるにつれ死亡リスクが低下する傾向がみられた

第3章

認知症を防ぐ栄養素

アルツハイマー病の原因は栄養不足も一因

健康長寿の妨げとなる病気の1つに認知症があります。そして認知症の大部分を占めるのがアルツハイマー病です。

脳の神経細胞は破壊・再生を繰り返していますが、アルツハイマー病は破壊・再生のバランスが崩れ、再生するよりも破壊されるスピードが速まることによって起こります。破壊が進むことで脳の正常な神経細胞が減ってしまうため、認知機能が低下してくるのです。

アルツハイマー病が人々を不安にさせるのは、治らない病気だと言われていることです。早期発見できても、治療は進行を遅らせるだけで、数年のうちに寝たきりになるとも言われています。

実際、日本人を対象とした研究でも、認知症（アルツハイマー病）の前段階である軽度認知障害（MCI）の6割が3年以内に認知症を発症すると報告されています。MCIとわかっても、その半数以上は認知症になってしまうのです。

しかもアルツハイマー病は、まだ根本的な治療薬が開発されていません。それどころか、世界の製薬会社が治療薬の開発から撤退しているのです。

これに対し、アメリカではこの常識をくつがえす画期的な治療法が注目されています。この治療法は、アルツハイマー病ををはじめ、神経変性疾患の世界的権威であるデール・ブレデセン博士が考案した「リコード法」です。

ブレデセン博士の著書の翻訳本『アルツハイマー病　真実と終焉』（ソシム）を監修した私は、リコード法を参考にして、日本人に合った独自の治療を始めていますが、若年性アルツハイマー病の患者さんを中心に症状が改善しており、その効果に手応えを感じています。このように、アルツハイマー病は治る病気になりつつあり、予防の仕方もわかってきたのです。

ブレデセン博士によると、アルツハイマー病は、大きく1型（炎症性）、2型（萎縮性）、1・5型（糖毒性・1型と2型の混合）、3型（毒物性）の4つに分けられます。

これはアルツハイマー病の3つの原因である「炎症」「栄養不足」「毒物」と重なり

ます。つまり脳で炎症が起こったり、栄養不足に陥ったり、毒物が蓄積すると、脳がダメージを受け、認知機能が低下していくのです。

炎症は食品に含まれるＡＧＥｓ（18ページ）やトランス脂肪酸（１８２ページ）、カビなどの慢性的な感染が原因です。また肥満も炎症の原因になります。

栄養不足は栄養素の代謝を行うためのビタミンや、ホルモンの材料とあるミネラル不足などが原因です。

毒物もタバコや農薬などのように吸い込んでしまうものもありますが、食べ物から体の中に入ってくるものもあります。

つまり食べ物を選んだり、食べてはいけないものを避けることによって、アルツハイマー病は予防することができるのです。

アルツハイマー病を始め、認知症の予防は普段の生活習慣にかかっています。特に40代あたりから実践するほど予防効果が高まります。

そこでこの章では、日常生活でできる認知症の予防対策を食べ物や栄養素という観点から紹介することにします。

アルツハイマー病の3つの原因

炎症

・肥満や歯周病などによる体内の慢性炎症、リーキガット（腸の粘膜の炎症により毒素が血液中に取り込まれやすくなっている状態）、食品に含まれるトランス脂肪酸やAGEs（終末糖化産物）、カビなどの慢性的な感染がもたらす炎症が認知機能を低下させる

栄養不足

・インスリンの効き目が悪くなっている（インスリン抵抗性が高い）ため、ブドウ糖をエネルギーとしてうまく利用できず、脳の神経細胞が栄養不足に陥っている

・ビタミンやホルモンなどが不足し、脳の神経細胞に必要な栄養素の代謝がスムーズに行われなくなっている

毒物

・水銀やヒ素など毒性のある金属が体内に蓄積し、脳にダメージを与える

・農薬や除草剤、殺虫剤などを鼻から吸い込むことで、脳にダメージを与える

・有害物質を多量に含むタバコを吸う（喫煙）習慣が脳にダメージを与える

・カビや病原菌がつくる毒素は、脳にもダメージを与える

＊白澤卓二『Dr.白澤のアルツハイマー革命　ボケた脳がよみがえる』（主婦の友社）より一部改変

水溶性食物繊維に認知機能の低下を防ぐ効果がある

第6の栄養素、食物繊維（38ページ）が認知機能の維持に効果があるという研究があります。食物繊維には水溶性食物線と不溶性食物繊維がありますが、効果があるのは腸内細菌のエサになる水溶性食物繊維のほうです。

米イリノイ大学のステファニー・マット博士らの研究チームは、腸内細菌が水溶性食物繊維を分解してつくりだす**「短鎖脂肪酸」**が、脳の炎症を抑えて認知症を予防する可能性を高齢マウスを用いた動物実験で検証しました。

その結果、水溶性食物繊維が少ないエサを与えたマウスは脳の「海馬」に強い炎症が認められましたが、水溶性食物繊維をたくさん与えたマウスは、腸で酪酸などの短鎖脂肪酸の産生が認められ、脳の海馬の炎症も抑えられていました。

海馬は脳の記憶に関わる部分で、左ページの図のように、アルツハイマー病になると海馬が炎症を起こして萎縮することが知られています。認知症予防のため、食物繊維を積極的に摂取したいものです。

アルツハイマー病で海馬が萎縮

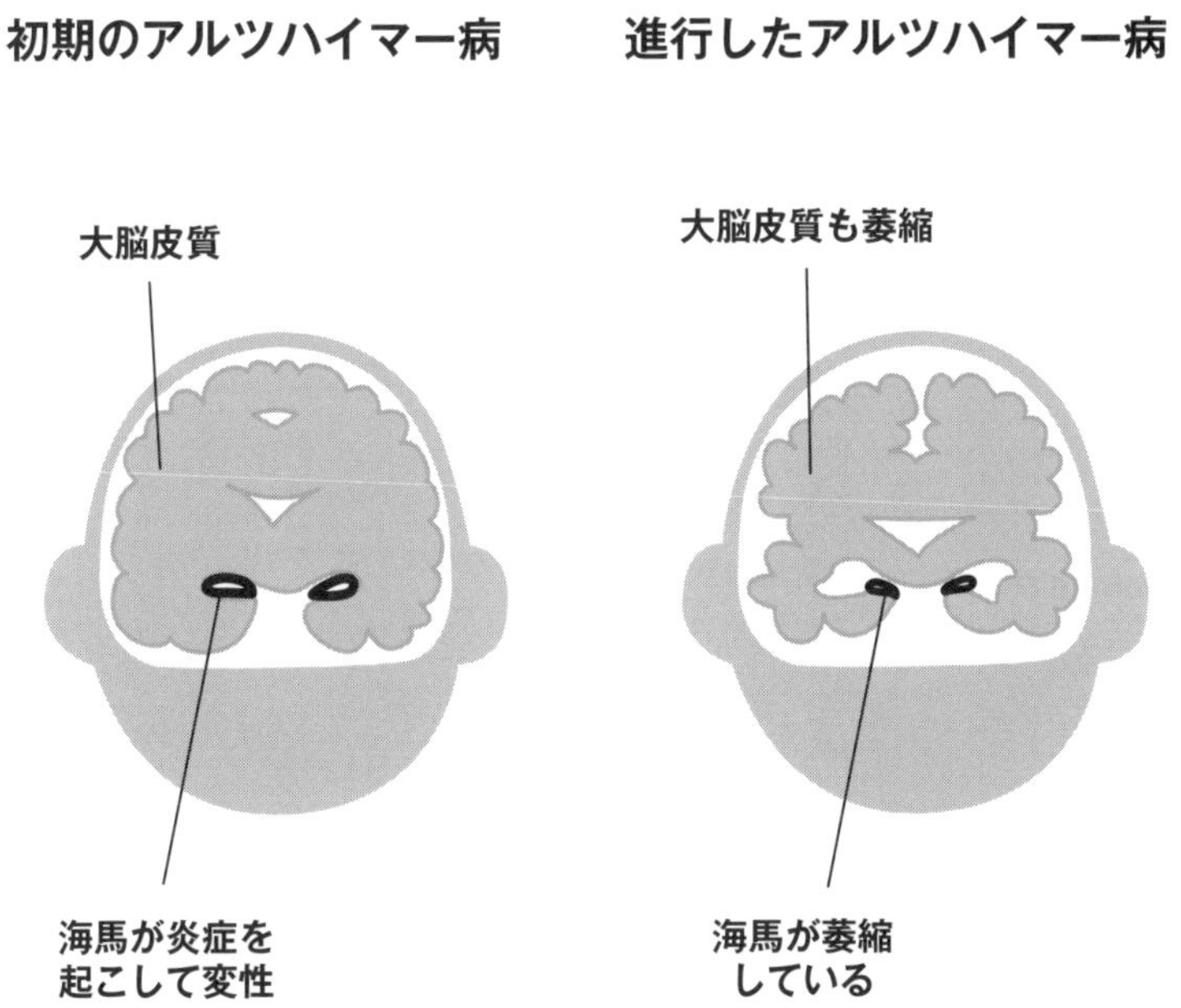

アルツハイマー病になると、記憶に関わる海馬に炎症が起こる。炎症が持続する、やがて海馬が萎縮し、アルツハイマー病が進行する。また大脳皮質も萎縮する

黒酢に認知症予防効果の可能性が!

黒酢は発酵食品の1つで、認知症予防効果が期待できます。鹿児島大学共同獣医学部の叶内宏明《かのうちひろあき》准教授(現大阪府立大学)らが、学習・記憶障害などを起こす老化促進モデルマウスに黒酢を与えた実験を行ったところ、黒酢を10倍に濃縮し最終濃度が0・25%になるように混ぜたエサを、最大24週間与えたマウスの空間記憶障害が改善するのを確認しました。このマウスの脳の遺伝子発現を調べると、黒酢を与えたマウスには、たんぱく質の異常凝集を抑制する遺伝子の発現が活性化していました。

アルツハイマー病でも、アミロイドβ《ベータ》というたんぱく質が異常凝集することが知られていることから、黒酢による認知機能の改善は、たんぱく質の凝集を抑えた結果ではないかと、叶内教授は考察しています。

先述のブレデセン博士の研究によると、アミロイドβは「脳の防御反応」であり、それ自体は悪者ではないと結論づけていますが、黒酢は脳を守ろうとしてアミロイドβが発生するのを抑えている可能性があります。

アミロイドβとアルツハイマー病の新常識

アルツハイマー病発症のこれまでの常識
（アミロイド仮説）

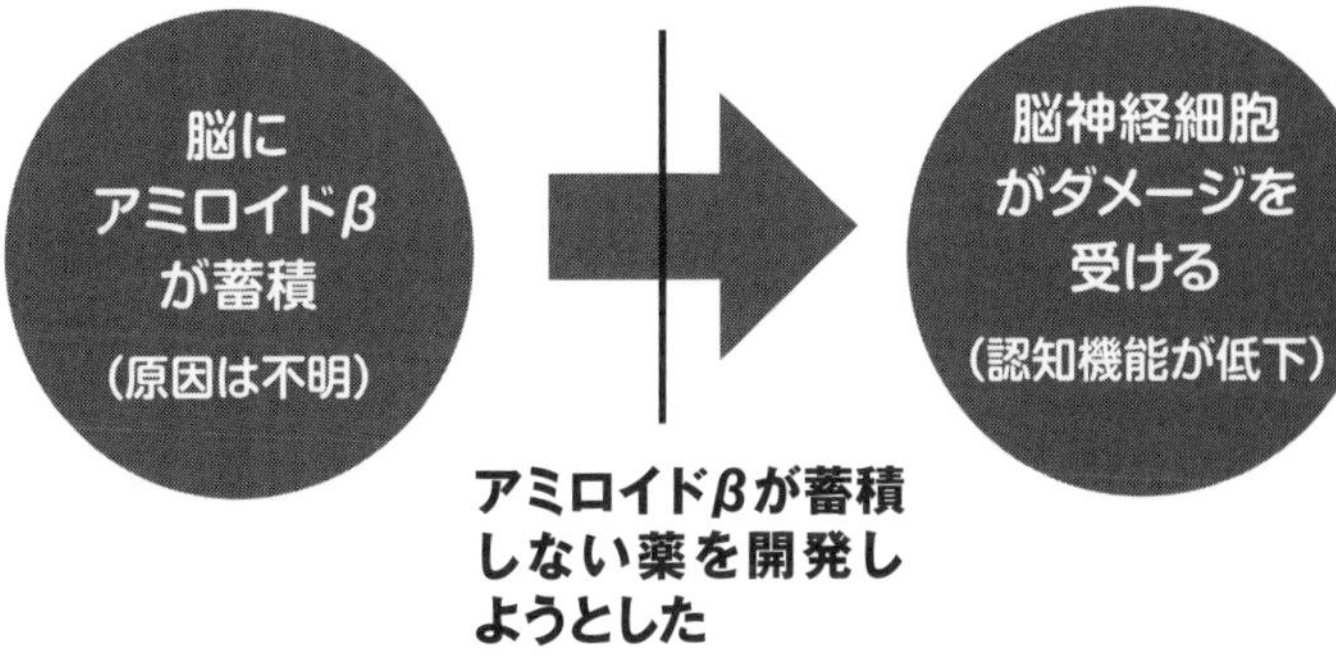

アルツハイマー病発症の新事実

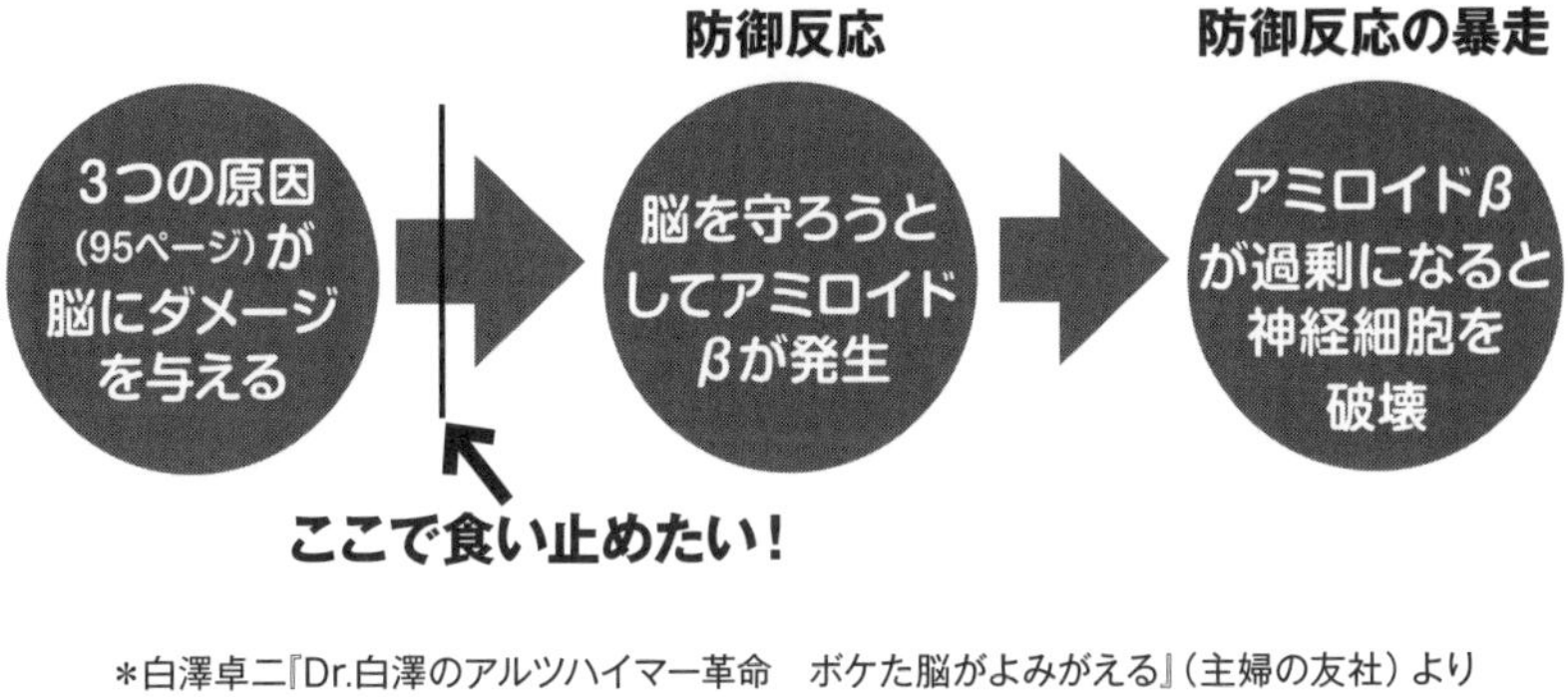

＊白澤卓二『Dr.白澤のアルツハイマー革命　ボケた脳がよみがえる』（主婦の友社）より一部改変

カレーのターメリックが脳神経細胞を増やしてくれる

カレー粉はさまざまなスパイスを組み合わせていますが、最も多く含まれているのはターメリック（ウコン）です。**ウコンの黄色は「クルクミン」という色素成分（カロテノイド）で、認知症を予防する効果があると言われています。**

カレーをたくさん食べるインド人は認知症が少ないと言われていますが、米ピッツバーグ大学の研究チームが、インドのアルツハイマー病患者が少ないと言われている地域の約5000人（55歳以上）を調査したところ、70代の人の発症率では、アメリカのある地域の70代と比較して4分の1以下だったと報告しています。

また金沢大学の山田正仁《やまだまさひと》教授の研究チームが、試験管内でアルツハイマー病の脳の病変の状態を再現したところ、クルクミンを加えると、アミロイドβがくっついて固まるのを抑えていることがわかりました。山田教授らが行った動物実験でも、アルツハイマー病を発症させたマウスにクルクミンを投与すると、オリゴマークと呼ばれるアミロイドβの固まりができにくくなることが報告されています。

クルクミンをとると認知症になりにくい

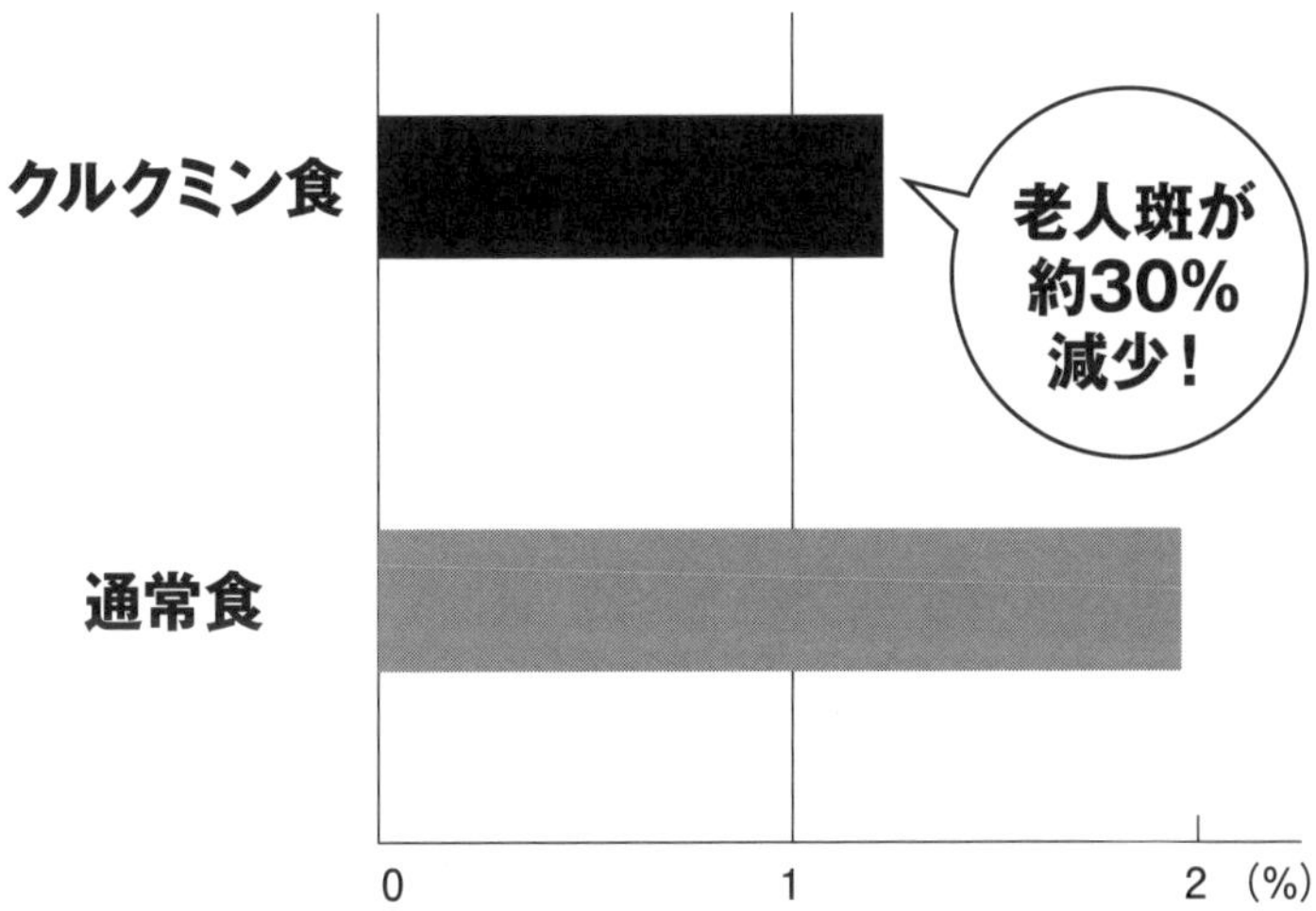

＊神戸大学医学部客員教授 寺尾啓二監修、認知症を予防するための情報ポータルサイト「認知症にならないための生活の知恵」より(出典：Yangらによる報告 J. Neurosci., 2005)

老人斑はアルツハイマー病を引き起こす脳の灰白質におけるアミロイドβの細胞外沈着物。17カ月齢のアルツハイマー病モデルマウスにクルクミン500ppmを混ぜたエサを与えて5カ月間飼育したところ、22カ月齢時のマウスの老人斑面積は17カ月齢時のマウスの老人斑面積に比べ、約30%減少した

青魚やまぐろが脳の働きをよくする

いわしやさばなどの青魚やまぐろには、ＤＨＡやＥＰＡというオメガ３系脂肪酸が豊富に含まれています（22ページ）。**特に脳に最も豊富に存在する不飽和脂肪酸であるＤＨＡは、認知症の発症率を減らすと言われています。**

アメリカで血管疾患の前兆となる因子などを調査したフラミンガム研究という有名な大規模研究がありますが、その中で平均年齢76±５歳の高齢者男女８９９名を対象に、平均９・１年間（最長16年間）、血漿《けっしょう》（血液の成分の１つ）中のＤＨＡの濃度を測定する追跡調査が行われました。

その結果、血漿中のＤＨＡ濃度が高い人は認知症の発生率が低かったと報告されています（左ページのグラフ）。

またＥＰＡも血中のコレステロールや中性脂肪を低下させて、血液をサラサラにする効果が知られています。このため、ＥＰＡは認知症の１つ、脳血管性認知症の予防に効果が期待できると言われています。

DHAの摂取量が多いほど認知症になりにくい

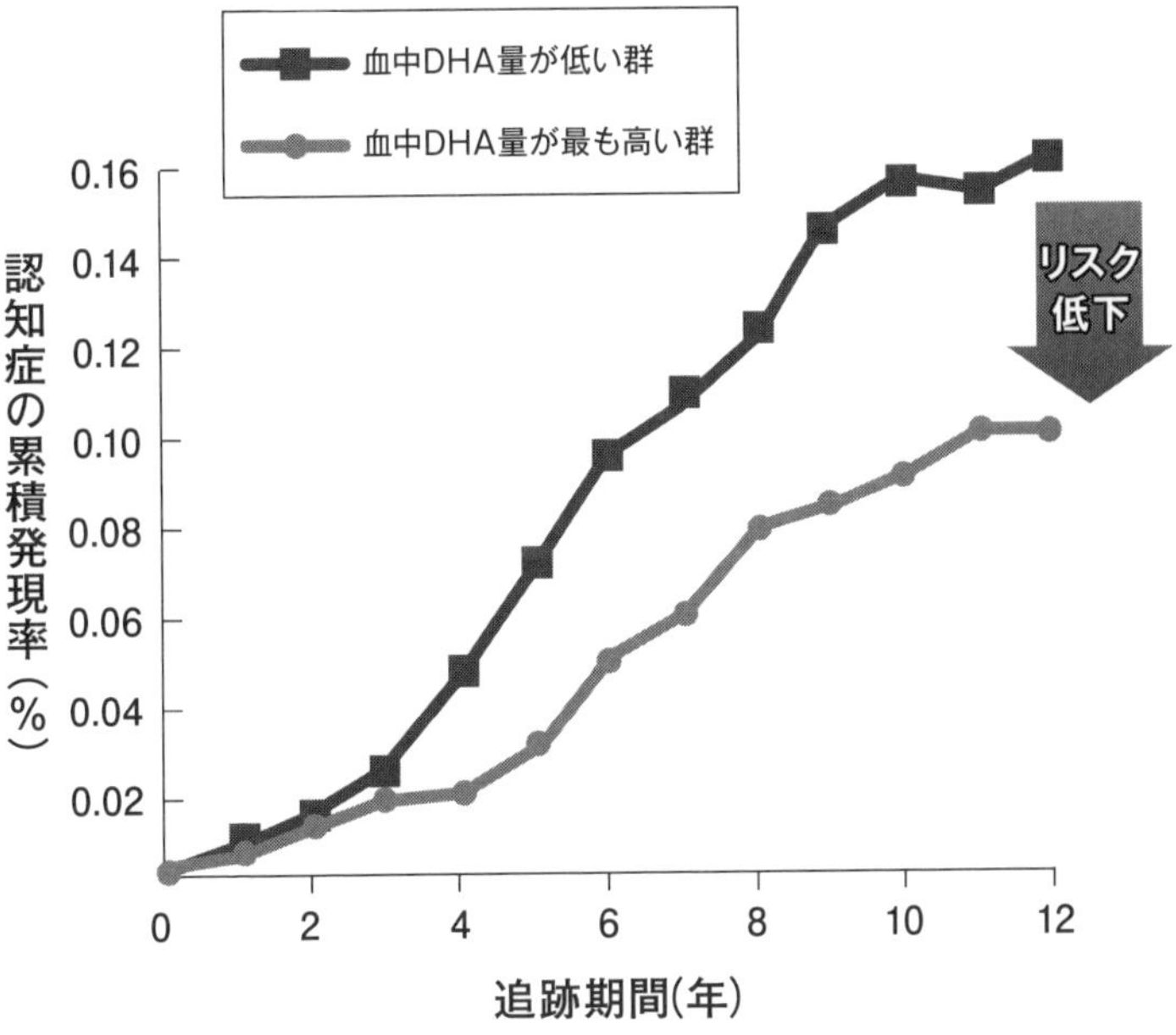

＊サントリーのウェブサイトより一部改変(出典：Arch Neurol.;63:1545-1550.2006)

平均9.1年間（最長16年間）の追跡調査で、血液中のDHAの濃度が高い群は、低い群よりも認知症の発症リスクが低いことがわかった

緑の野菜のルテインが認知機能を維持する効果あり

緑黄色野菜のフィトケミカルの1つ、ルテインは、目の網膜に多く存在し、網膜を保護する働きがあることが知られていますが、認知症にも効果があります。

米イリノイ大学のナイマン・カーン博士らは、25～45歳の健常者を対象に、点滅光への反応性から網膜のルテイン濃度を計測し、その一方で、脳の認知機能を作業中の脳波で解析して測定しました。その結果、**網膜のルテイン濃度が高い人は、歳をとっても作業中の脳波は若い人と同じパターンを示しました。**

この結果から、カーン博士は、網膜と同じように脳でもルテインが神経細胞を保護し、加齢性の脳の神経細胞障害が抑制され、中年期でも若い人と同様に注意力や集中力などの認知機能が保持されたと考察しています。

またこの研究では、脳の神経活動は中年期から加齢性変化が表れることも明らかになりました。つまり、中年期から高齢期にかけての注意力、集中力を維持するためにも、若い頃から積極的にルテインを摂取することをおすすめします。

ルテインを多く含む食品

（100gあたり）

赤しそ	14.25mg
モロヘイヤ	13.63mg
よもぎ	11.26mg
パセリ	10.01mg
ペパーミント	8.48mg
バジル	8.11mg
小松菜	7.59mg
ルッコラ	5.78mg
せり	5.78mg
チンゲンサイ	5.46mg
えんどう豆	5.37mg
クレソン	5.05mg
大根葉	4.73mg
ほうれんそう	4.51mg

＊ウェブサイト、メノコトより（出典：Quantitation of Carotenoids in Commonly Consumed Vegetables in Japan）

セサミンが老化を遅らせて認知症を防ぐ

脳血管性認知症は、脳の血管が詰まってその先に血液がとどかなくなることによって起こります。

血管の老化である動脈硬化が進むと、脳の血管も詰まりやすくなります。そして動脈硬化を進める原因の1つが、活性酸素によるＬＤＬ（悪玉）コレステロールの酸化です。

酸化を食い止めるには抗酸化ビタミン（32ページ）やフィトケミカル（42ページ）などの栄養素をとることが重要です。その中で**最近注目されているのが、ごまに含まれるポリフェノールの一種であるセサミンです**。セサミンは非常に抗酸化力が強く、左ページのグラフのように、老化を進める過酸化脂質（酸化した脂質）ができるのを抑える効果が知られています。

また、**ごまには抗酸化ビタミンの1つ、ビタミンEも豊富です**。食べるときは消化吸収をよくするために、すって食べるのがコツです。

セサミンを摂ると過酸化脂質が抑制できる

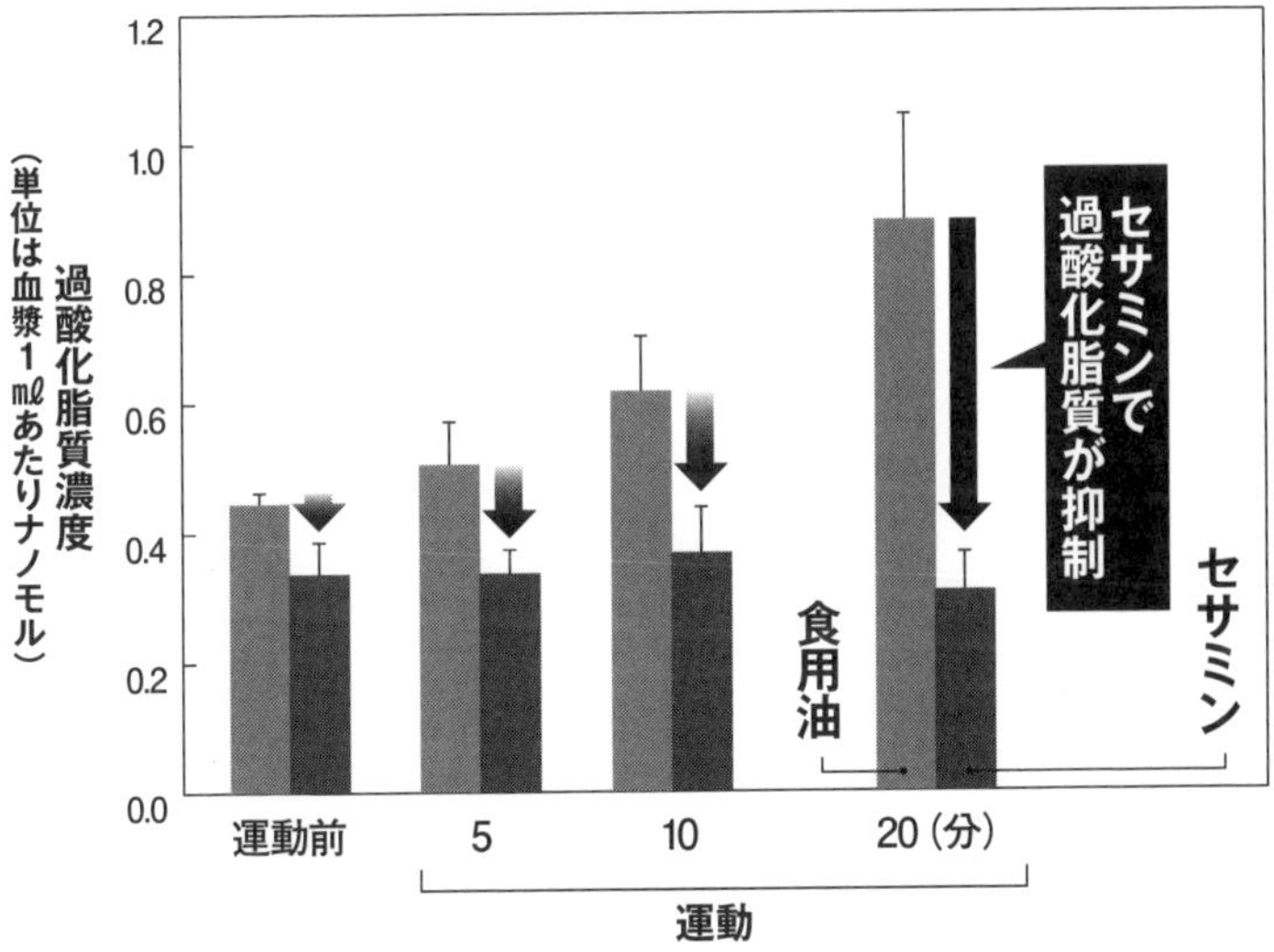

＊サントリー健康科学研究所の研究、産経ニュースより一部改変
(出典:Biofaxtors.21.191-6.2004)

運動は過酸化脂質を増やす要因の1つ。被検者を2つのグループに分け、運動する前に一方のグループはセサミン入りのカプセル、もう一方のグループには食用油だけのカプセルを飲んでもらった。そして運動を一定時間(5分、10分、20分)した後、血液中の過酸化脂質濃度を測定。セサミンを飲んだグループは過酸化脂質の濃度が低く、体内の酸化を抑えていることがわかった

認知機能を改善するエキストラバージンオリーブオイル

地中海食とは、穀物（パスタ）や魚、野菜を中心としたメニューで、赤ワインもよく飲まれます。健康によいことから、米農務省では「地中海ダイエットピラミッド」（左ページの図）というものを発表しています。この中の毎日とるべき食材の1つにオリーブオイルがありますが、**特に注目されているのが、アルツハイマー病の病変を改善する効果があることがわかった「エキストラバージンオリーブオイル」です。**

米テンプル大学医学部のドメニコ・プラティコ博士らの研究チームは、アルツハイマー病を発症するネズミに1年間、エキストラバージンオリーブオイルを摂取させたところ、Y迷路という空間認知機能が改善したことを発表しました。

そのネズミの脳を分析すると、エキストラバージンオリーブオイルを摂取したネズミは、神経細胞でオートファージー（細胞内のたんぱく質を分解するしくみの1つ）が活性化され、アルツハイマー病を起こす異常たんぱく質の蓄積が減少し、その結果、認知機能が改善していることが明らかになったのです。

地中海ダイエットピラミッド

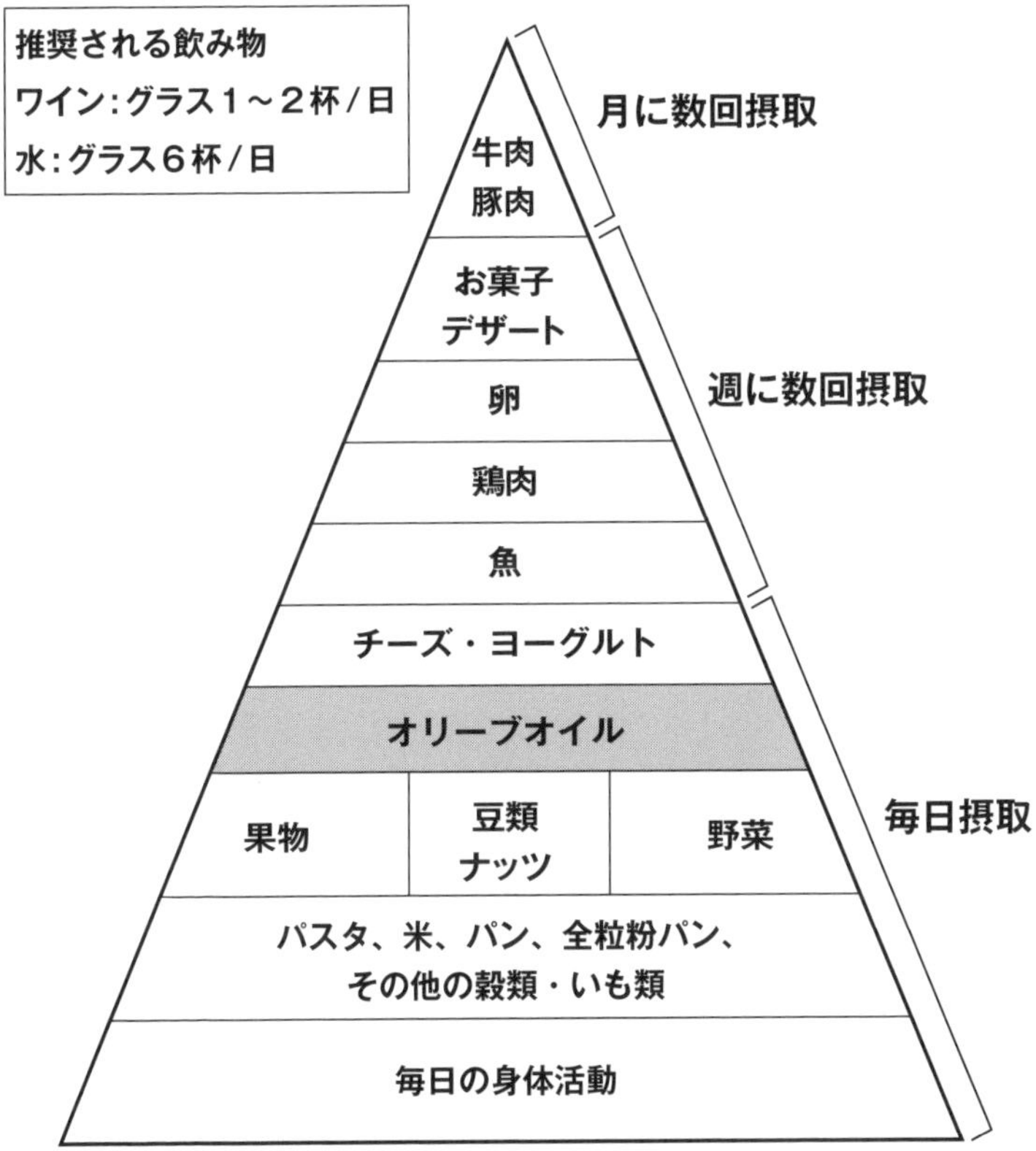

＊米農務省の図をもとに作成

地中海ピラミッドダイエットは、米農務省が発表。。9段階の底辺にある食品ほど重要で、上に行くほど控えるという意味。認知機能を改善するオリーブオイルは毎日とるべき食品の1つ。また推奨される飲み物として、グラス1～2杯の赤ワインがあげられている

キノコは週2回以上食べると認知症になりにくい

キノコは食物繊維を豊富に含む食品ですが、認知症の予防にも役立つことが最近の研究で明らかになりました。

シンガポール国立大学のレイ・フェング博士らは、「食事と健康的な老化研究」に参加した60歳以上の健常者663人を対象に、認知機能の低下とキノコの摂取量の関連性を調査しました。結果は、**キノコの摂取量が週2回以上の人は、週1回未満の人に比べ軽度認知障害（MCI）のリスクが57%も低いことがわかりました。**

これまでの研究で、認知症患者は血中のエルゴチオネインの濃度が健常者より低いことが報告されていることから、フェング博士はエルゴチオネインが認知症の進行を遅らせた可能性があると考察しています。

エルゴチオネインは、人の体内で合成できないアミノ酸の1つで、抗酸化作用があります。シイタケやエリンギ、エノキタケなどに豊富に含まれています。認知症の予防のためにも、キノコを積極的に食べるようにしたいものです。

市販のおもなキノコのエルゴチオネイン含有量

(単位:mg/100gF.W.)

ヒラタケ	2.3
シイタケ	9.6
エリンギ	22.7
ブナシメジ	0.7
ナメコ	2.0
マッシュルーム	3.8
マイタケ	1.4
白マイタケ	2.9
エノキタケ	9.8

＊貫名学(2009)「天然抗酸化物質「エルゴチオネイン」の量産化と用途展開の可能性」,『今月の農業：農薬・資材・技術』53(1),p.39-43,化学工業日報社より

スーパーマーケットなどから入手したサンプルからの分析なので、一応の目安としての数値。種類よりも、毎日何らかのキノコを食べることで、エルゴチオネインを摂取することが重要

アルツハイマー病患者に不足するビタミンD

米国神経学会は、**高齢者はビタミンDが不足すると、アルツハイマー病などの認知症を発症するリスクが増える可能性があると発表しています**。

この研究は、認知症のない65歳以上の高齢者1658人の血中ビタミンD値を測定し、その後、認知症を発症したかどうかを調査したものです。その結果、平均6年後、102人がアルツハイマー病を発症していました。

分析の結果、ビタミンD値が正常な人と比較すると、ビタミンD低値の人のアルツハイマー病を発症するリスクは、ビタミンD低値である人は約70％増大、最も不足している人は120％以上増大しました。論文の著者、デビッド・J・レウェリン氏は、ビタミンD低値であることが認知症リスクであることを実証するものではないとしながらも、関連性は想像した以上だったとしています。

ビタミンDは、キノコ類や鮭やさば、乳製品などに豊富に含まれています。これらを摂取して、ビタミンD不足にならないように注意したいものです。

ビタミンDを多く含むおもな食品

(単位:μg/100g)

動物性食品

紅さけ(生)	33.0
まがれい(生)	13.0
さんま(生)	15.7
まさば(生)	5.1
豚レバー(生)	1.3
バター(有塩)	0.6
牛乳	0.3
鶏レバー(生)	0.2

植物性食品

きくらげ(乾)	85.4
白きくらげ(乾)	15.1
干しシイタケ(乾)	12.7
エノキタケ(生)	0.9
ホンシメジ(生)	0.6
マツタケ(生)	0.6
マッシュルーム(生)	0.3
生シイタケ(生)	0.4

*『七訂　食品成分表2018』(女子栄養大学出版部)より

ビタミンDの1日の摂取量の目安は、18歳以上の男女ともに5.5μg。入手しやすい食材で豊富な食品は、動物性なら、さばやさんまなどの青魚、植物性ならキノコ類、特に干しシイタケは入手しやすく含有量が多いのでおすすめ

緑茶は1日2杯以上飲めば認知症の予防にも！

緑茶はがんや生活習慣病の予防効果（86ページ）だけでなく、認知症の予防効果も期待できます。

アルツハイマー病を起こす要因の1つにホモシステインがあります。ホモシステインは酸化されることで毒性のある神経物質に変わりますが、緑茶のカテキンの強力な抗酸化作用が酸化を抑制できると考えられています。

東北大学医学部の研究では、70歳以上の高齢者で緑茶を1日2杯以上飲んでいるグループは、1杯の緑茶を週3回以下しか飲まないグループに比べて、認知機能の低下が少なかったと報告しています。

また緑茶だけ含まれるアミノ酸であるテアニンにも、認知症の予防効果が期待できるという研究があります（左ページのグラフ）。平均年齢82歳、29人の高齢者を対象にした研究では、テアニン含有量の多い緑茶カプセルを1年間摂取したグループは、認知症の予防効果が期待できる結果となりました。

緑茶には認知症の予防効果が期待できる

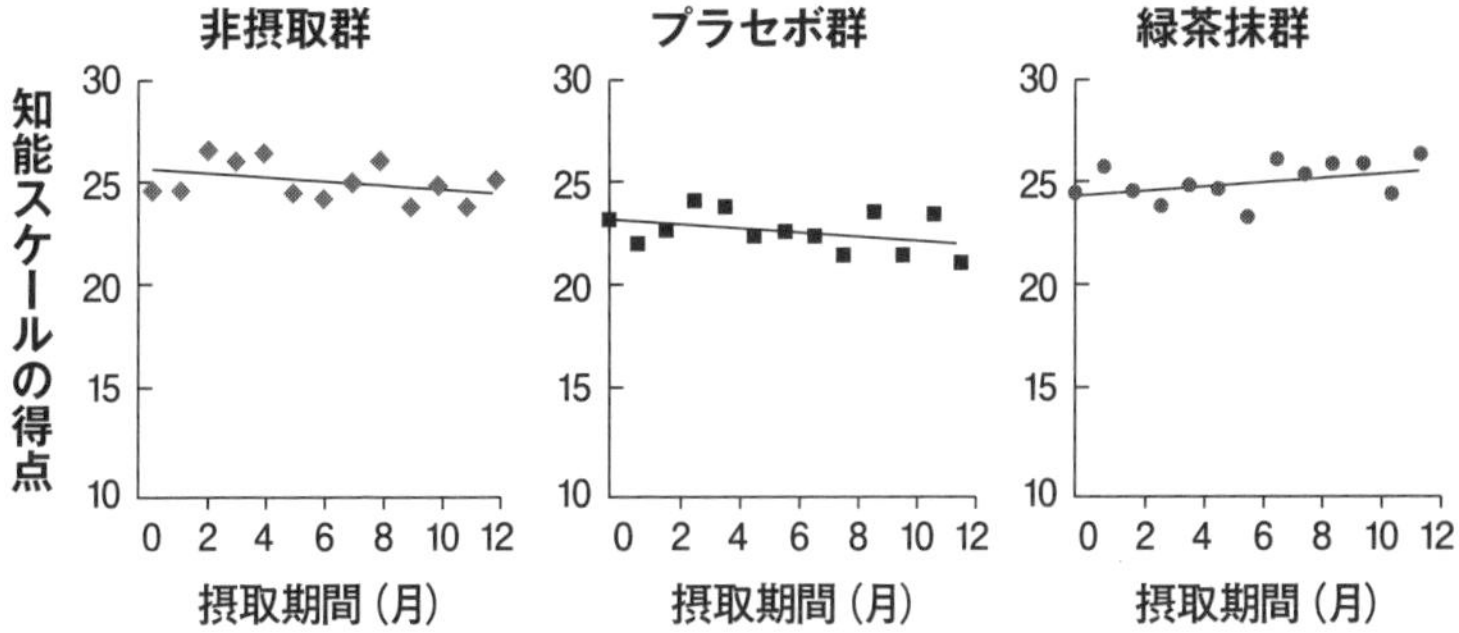

＊伊藤園のウェブサイトより、株式会社伊藤園、大阪市立大学大学院医学研究科講師（当時）片岡洋祐博士、医療法人順風会の宇都宮一泰理事長（当時）、介護老人保健施設れんげ荘の片岡喜由施設長（当時）との共同研究

改訂長谷川式簡易知能評価スケール（簡単な質問に答えてもらい、認知症の人をスクリーニングする方法）30点を満点とし、20点以下であれば認知症の疑いがあるとされる）が、20点を超える点数だったボランティア（平均年齢82歳）29名を被験者にして、テアニン含有量の高い緑茶カプセルを摂取する群、プラセボ（偽薬）を摂取する群、非摂取群に分け、1年間継続。緑茶末群のみ、知能スケールの得点が高くなり、認知症の予防効果が期待できる結果となった

要注意!!　赤ワインも大量に飲むと認知症に

お酒は適量であれば寿命を延ばす効果があることがわかっています。しかし飲みすぎると、逆に死亡率を上げるばかりか、認知症にもなりやすくなります。

左ページのグラフにあるように、**３５０㎖のビール相当のアルコール飲料を１本とした場合、まったく飲まない人よりも、１週間に１〜６本の人が最も認知症の危険性が低くなることがわかりました。一方、７本以上では認知症の危険性を上げてしまうこともわかりました。**

また**日本酒を１日に２合以上飲む人は、１合以下でたしなむ人に比べて、脳が早く萎縮するというデータもあります。**

「酒は百薬の長」と言われますが、それは適量を守ってのことです。1日あたりの適量は、ビールなら５００㎖、日本酒なら1合、ワインならグラス2杯程度です。健康によいと言われる赤ワインといえども、毎日グラス3杯以上飲んでは、効果が得られません。

1週間あたりの飲酒量と認知症の危険性

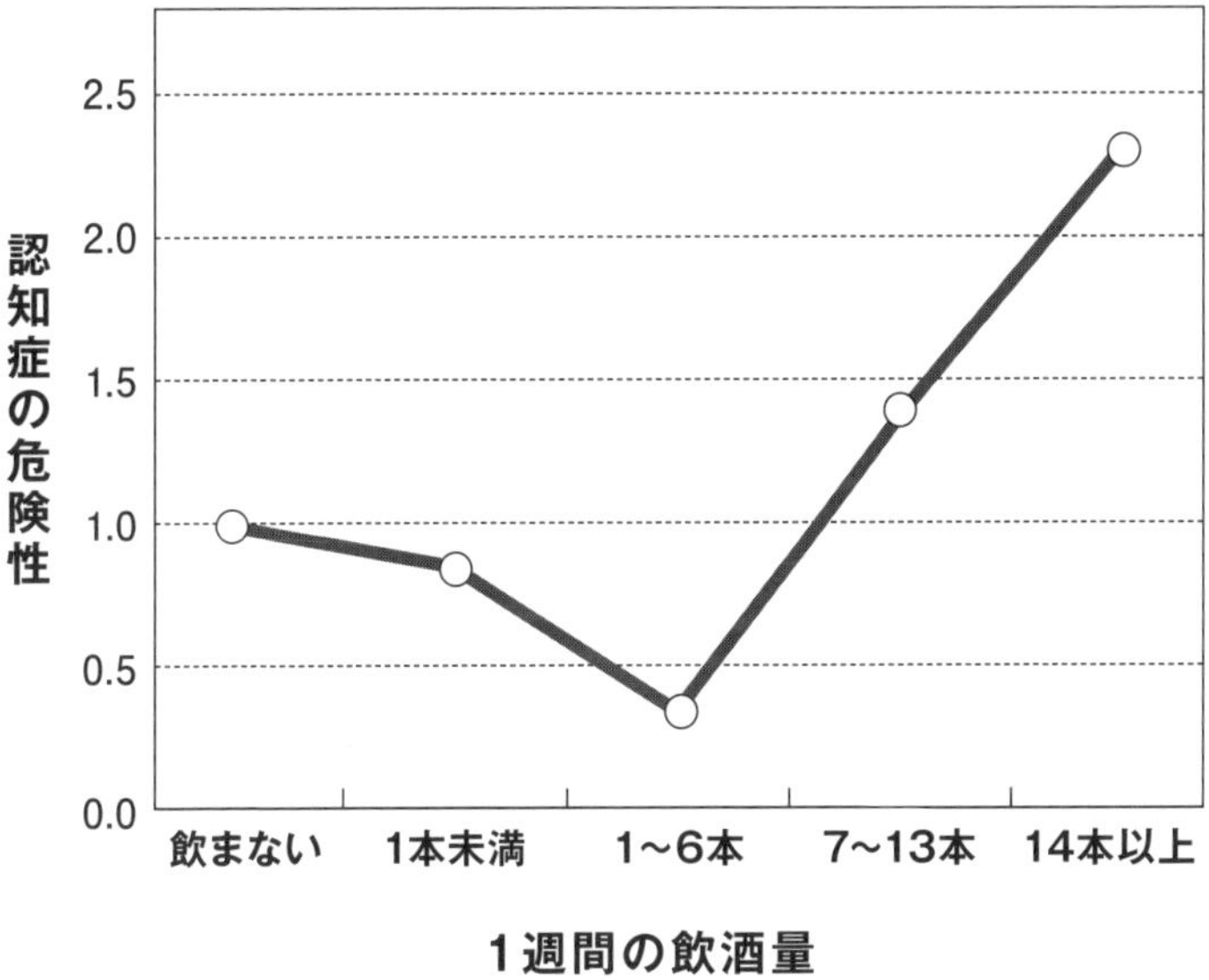

＊厚生労働省e-ヘルスネットより（出典:Mukamal KJ, Kuller LH, Fitzpatrick AL et al.Prospective study of alcohol consumption and risk of dementia in older adults.JAMA, 289:1405-1413, 2003.）

350mℓのビール1本相当（1.4ドリンク）を1本とする。認知症の危険性は、飲酒しない人が認知症になる危険性を1としている。1〜6本程度の飲酒が認知症の危険性が最も低く、飲酒しない人や大量飲酒する人より少量飲酒する人のほうが認知症の危険性が下がることが示された

ココナッツオイルの中鎖脂肪酸は認知症の予防薬

ブレデセン博士による、アルツハイマー病の1・5型（糖毒性）と2型（萎縮性）は、どちらもインスリンの分泌異常が要因です。

特に1・5型は糖毒性と呼ばれるように、高インスリンと高血糖はアルツハイマー病の最大の危険因子となります。

またアルツハイマー病の患者さんは、インスリン抵抗性が高い（インスリンの効き目が悪いため過剰に分泌する）、あるいは脳のインスリン濃度が低いため、脳の神経細胞がブドウ糖をエネルギー源として利用できなくなっています。

この場合、ブドウ糖以外のエネルギー源、すなわち「ケトン体」を脳に送ることで認知機能が改善します。

脳はブドウ糖しかエネルギーにならない、と言われていますが、そんなことはありません。私たちの体はブドウ糖とケトン体の両方をエネルギー源として利用できるようになっています。

ケトン体は酸素を燃やしてエネルギーをつくりますが、その際、老化や病気をもたらす燃えカスが出ないという利点があります。

しかし現代人はブドウ糖を多く含む炭水化物（糖質）の多い食事に傾きがちなため、ケトン体をうまく合成できなくなっているのです。

糖質の摂取量を抑え、ケトン体の合成を促すには、中鎖脂肪酸を摂らないといけません。中鎖脂肪酸は、肝臓で分解されてケトン体に合成され、ブドウ糖に代わる脳などの神経細胞のエネルギー源となるのです。

また中鎖脂肪酸は体の中で中性脂肪になりにくいため、脂質異常症や動脈硬化の予防にも効果的です。

中鎖脂肪酸を摂るのにおすすめな食材が「ココナッツオイル」です。コーヒーなどの飲み物に入れて摂ってもよいですし、料理にかけて摂ってもかまいません。

ココナッツオイルは酸化しにくい性質があるので、炒めものや揚げものなど、加熱調理にも向いています。

ただしココナッツオイルは、1gあたりのエネルギー量が多いので、摂りすぎに注意し、1日大さじ2杯を限度としてください。

食品に含まれるおもな脂肪酸

	名称	おもに含まれる食品
短鎖脂肪酸	酢酸	酢
	酪酸	牛乳、乳製品
	カプロン酸	牛乳、乳製品
中鎖脂肪酸	カプリル酸	ココナッツオイル、パーム核油
	カプリン酸	ココナッツオイル、パーム核油、牛乳、乳製品
	ラウリン酸	ラウリン酸、母乳、乳製品
長鎖脂肪酸	ミリスチン酸	ココナッツオイル、パーム核油
	パルミチン酸	パーム油
	ステアリン酸	ココアバター
	オレイン酸	オリーブオイル
	リノール酸	大豆油、コーン油、サフラワー油
	α-リノレン酸	しそ油、えごま油、キャノーラ油、大豆油
	γ-リノレン酸	月見草油など特殊な植物油
	アラキドン酸	肉、卵、魚、肝油
	イコサペンタエン酸（EPA）	魚油
	ドコサヘキサエン酸（DHA）	魚油

＊ウェブサイト、エイジレスライフ推進情報室より（出典:農林水産省「脂肪酸」、文部科学省「日本食品標準成分表2015年版（七訂）」

中鎖脂肪酸を含む油で最も入手しやすいのがココナッツオイル。体によい油として知られるオレイン酸やα-リノレン酸、EPA、DHAなどは長鎖脂肪酸に分類される

第4章

寝たきりを防ぐ栄養素

寝たきりにならない最重要栄養は、たんぱく質

日本人の平均寿命は延び続け、２０１６年のデータでは女性87・14歳、男性80・98歳にまで達しました。

平均寿命と同時に気になるのが健康寿命です。**健康寿命とは心身ともに健康で自立して生活できる年齢のことです**。いくら長生きできても、健康でなければ老後を楽しく生きることはできません。

同じ２０１６年のデータを見ると、**健康寿命は女性74・79歳、男性72・14歳でした。これは女性は亡くなるまでの約13年、男性は約９年、介護を必要としながら生きていくことを意味しています**。

筋力が衰えたり、骨が弱くなるなどして、自力で歩くことができなくなり、寝たきりになってしまうと、認知症のリスクが高くなるばかりか、寿命そのものも短くなってしまいます。

そこで本章では、寝たきりを防ぎ、健康寿命を延ばすための、栄養の摂り方についい

て紹介することにします。

高齢者が寝たきりにならない栄養素で、最も重要なのがたんぱく質です。たんぱく質が十分摂れているかどうかは、血液中のアルブミン（血清アルブミン）の値が目安になります。

アルブミンは肝臓で合成されるたんぱく質の1つで、血液量や体内の水分量を調節したり、血液中のカルシウムや亜鉛、脂肪酸、酵素、ホルモンなどを必要な場所に運んだり、老廃物を回収する、といった役割があります。

一方、アルブミンは全身の栄養状態を示す「栄養のものさし」とも呼ばれ、アルブミンの数値が低いときは低栄養状態になっています。たんぱく質をしっかりとっているとアルブミン値は高くなるので、この数値が低いときはたんぱく質が不足しているということにもなります。

アルブミン値は、成人では4・4～4・5g／dℓ程度に保たれていますが、加齢とともに低下する傾向にあります。一般的には、3・5g～3・9g／dℓが低栄養予備軍、3・5g／dℓ未満が低栄養とされています。

そして**アルブミン値が低くなれば低くなるほど、老化が速まり死亡リスクも高くなります**。

老化による筋力の低下や、筋肉の材料となるたんぱく質不足は歩行速度に表れますが、アルブミン値が低い人は、最大歩行速度（できるだけ速く歩いたときの速度）が低下する率が大きいことがわかっています。

歩行速度は寿命とも関係しています。東京都健康長寿センター研究所副所長の新開《しんかい》省二《しょうじ》先生は、高齢者に11mの距離を普段歩く速度で歩いてもらい、平均速度を測定して、寿命との関係を調査しています（左ページの図）。

歩くのが「速い」「普通」「遅い」の3つのグループに分け、その後、8年間の総死亡率を比較すると、速いグループの累積死亡率が11・5%だったのに対し、遅いグループでは38・3%でした。

また別の研究では、血中アルブミン値が低いと歩行速度が低下しやすく、歩行速度が遅いと死亡率が高いことがわかっています。両者の結果から、たんぱく質が不足すると寿命が短くなることは間違いありません。

血液中アルブミン濃度と最大歩行速度

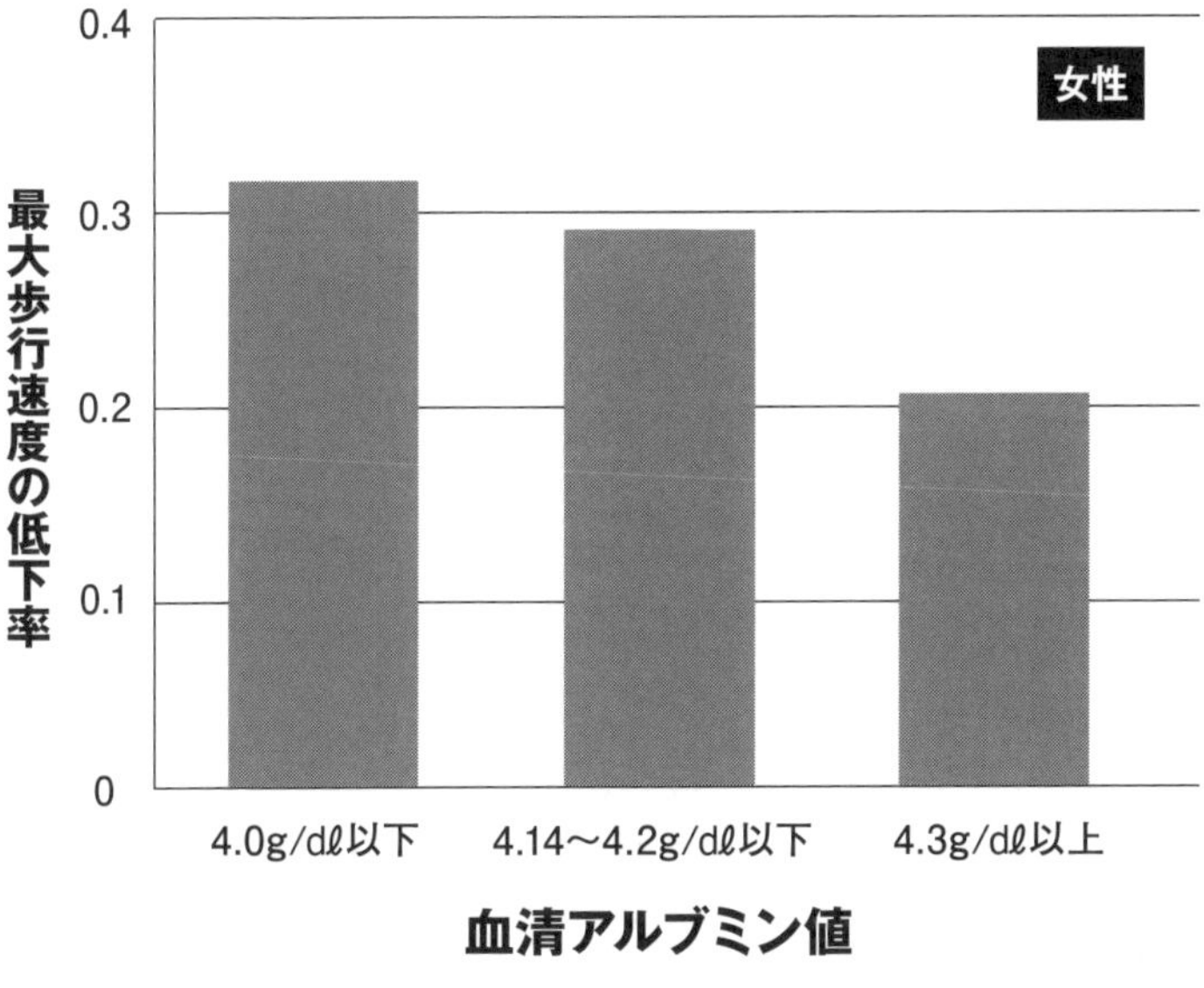

調整変数：年齢、生活機能、最大歩行速度、肥満度、体の痛み

＊白澤卓二『70歳からの肉食革命』（山と渓谷社）より（出典：熊谷修他、日本公衛誌49(suppl):776,2002）

アルブミンは20種類すべてのアミノ酸（28ページ）を原料として肝臓で合成されるたんぱく質。一般的に血清アルブミン値4.0g/dℓ 以上が正常で、3.5～3.9g/dℓが低栄養予備軍、3.5g/dℓ 未満が低栄養とされている。グラフは1秒で何メートル歩けるかを示している。アルブミン値が低いほど、歩くのに時間がかかっている

筋肉の減少予防にはたんぱく質の摂取が有効

加齢とともに筋肉量が減少すると、筋肉や骨などの運動機能が低下する「サルコペニア」の状態になり、認知症や寝たきりのリスクも高くなります。筋肉量の低下を防ぐには、たんぱく質の摂取量を増やすことが有効であることを明らかにした研究があります。

米陸軍省・環境医学研究所のスティーブン・パシアコス博士らは、39人のボランティアをたんぱく質の摂取量で3つのグループに分け、食事制限と運動によるダイエットの指導を行いました（左ページのグラフ）。

その結果、推奨量のたんぱく質（体重1kg当たり0・8g）のグループは最も減量効果があったものの、脂肪よりも筋肉が減少した割合が大きくなりました。

これに対し、推奨量の2倍と3倍のグループは、筋肉量の減少は少なく、中でも推奨量の3倍のグループは最もダイエット効果が高く、筋肉量の減少も少ないという結果が得られました。

たんぱく質の摂取量とダイエット効果の関連

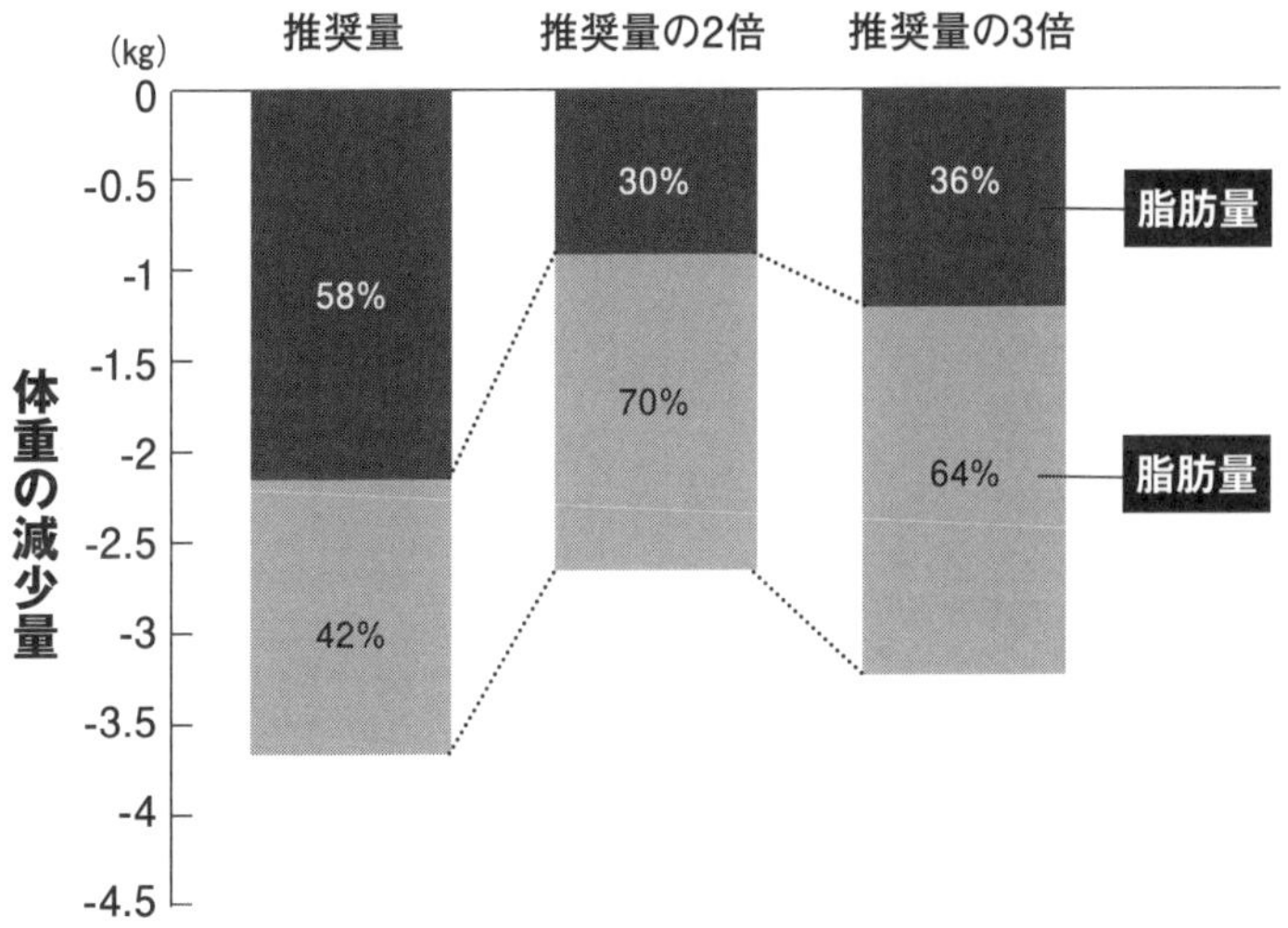

＊白澤卓二『70歳からの肉食革命』(山と渓谷社) より(出典：FASEB journal:official publication of the Federation American Societies for Experimental Biology 27,3837-3347,2013)

ダイエットはいかに筋肉量を減らさず、体重(脂肪量) を落とすかが重要。推奨量の3倍とった群(第3群) は、筋肉量の減少が最も少ないため、最もダイエット効果が高いといえる

高齢者のたんぱく質の摂取で寝たきりが防げる

英ニューカッスル大学のヌノ・メンドンカ博士らの研究チームは、**高齢期に身体機能を保つためには、成人期よりもたんぱく質を多く摂る必要があることを研究で明らかにしました。**

健康な高齢者男女722人（平均年齢85歳）を対象に、たんぱく質の摂取量と食事、入浴、身支度、トイレ、財政管理、買い物、社会活動参加などの日常生活における障害の発生頻度との関連性を、60カ月にわたる追跡調査で明らかにしました（左ページのグラフ）。その結果、対象者の28％において、たんぱく質摂取量が英政府の推奨量を下回っていることが判明したのです。さらに、**たんぱく質を多く摂取している高齢者は、より少ない高齢者より障害の発生頻度が少ないこともわかりました。**

この結果から、メンドンカ博士は体重1kg当たり、1gのたんぱく質を摂るべきだと主張しています。寝たきりを防ぐためには、たんぱく質の摂取が大事であることが、この研究からもわかります。

たんぱく質摂取量と障害の軌跡

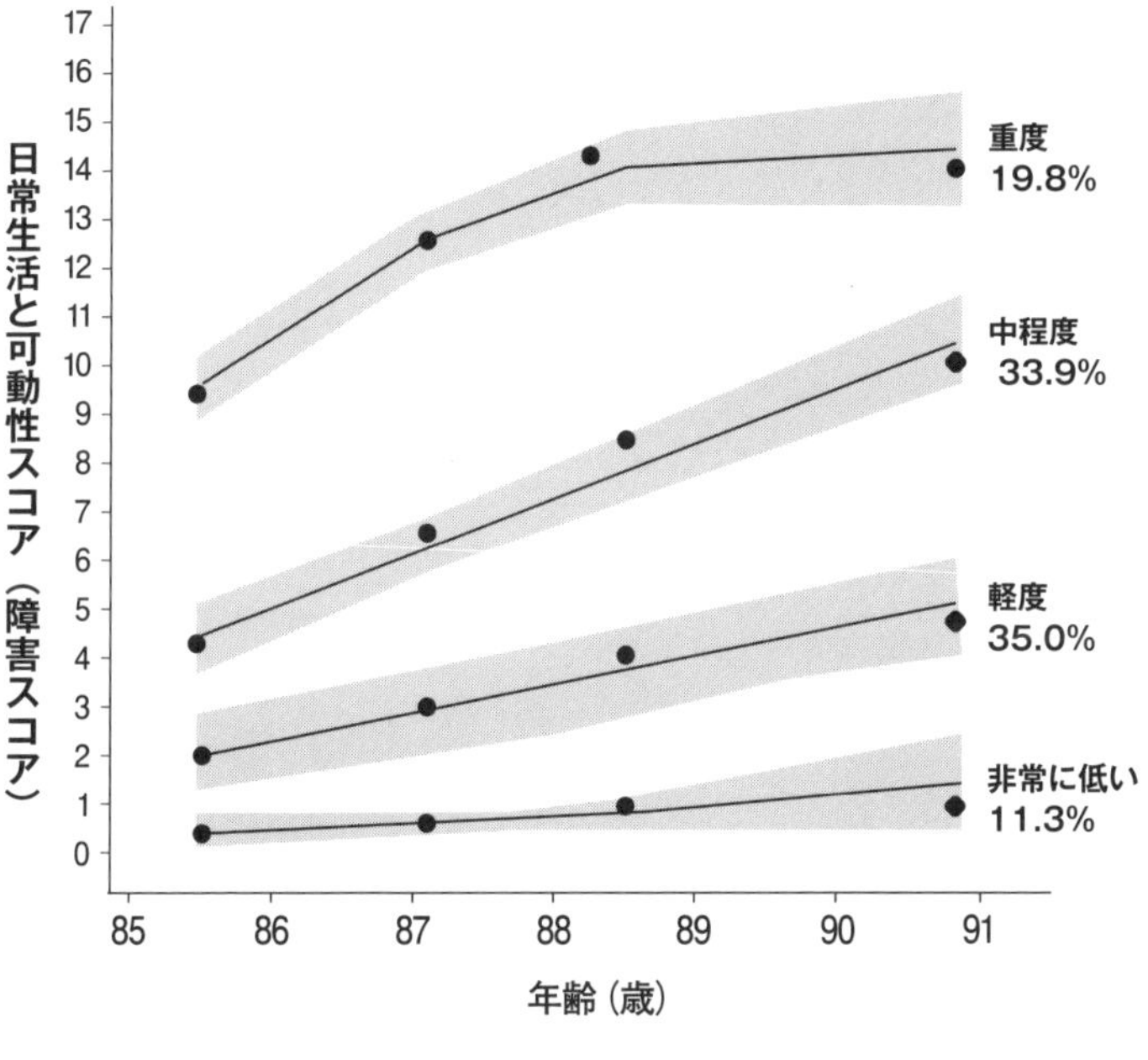

＊出典:Journal of the American Geriatrics Society, Volume: 67, Issue: 1, Pages: 50-56, First published: 01 November 2018, DOI: (10.1111/jgs.15592 より一部改変

研究の参加者は4つの障害の程度（非常に低い、軽度、中程度、重度）に分けられ、60カ月追跡調査したところ、障害の度合いを示す障害スコア（日常生活と可動性スコア）は年齢が上がるにつれて徐々に増加したが、非常に低い障害者は他の3つの障害者に比べて変化が少なかった。さらに参加者の摂取たんぱく質量を分析すると、体重1kgあたり、1g以上のたんぱく質量を摂取している参加者は、非常に低いに属する可能性が高かった

食事で摂ってもコレステロール値は変わらない

コレステロールなどが異常値を示す脂質異常症は、脳卒中のリスクを高めるため、寝たきりの要因にもなります。コレステロールは体内で合成されますが、食べ物にも含まれています。そのため以前は、コレステロールの含有量が多い卵や肉などを控えるようにと言われていました。

しかし、この常識はすでに覆っています。**食事から摂るコレステロールは、健康な人であれば血液中のコレステロール値に反映されないことがわかったからです。**

コレステロールには、体内に存在する脂質の一種で、肝臓に蓄積されたコレステロールを全身に運ぶLDL（悪玉）コレステロールと、余ったコレステロールを回収するHDL（善玉）コレステロールがありますが、**両者のバランスがとれていれば問題ないというのが新しい摂取基準（左ページ参照）の考え方です。**

ただし、総コレステロール値、中でもLDLが基準値より高い場合は、コレステロールの摂取制限が課されることがあります。

コレステロール摂取基準の変化

日本食品標準成分表

2010年版

男性:750mg未満
女性:600mg未満

※18歳以上、1日あたり

参考：卵1個のコレステロール含有量は420mg
なので、卵2個は食べられない

日本食品標準成分表

2015年版

コレステロール上限値の記載なし

※目標量を算定するための十分な科学的根拠が得られなかったため、目標量算出を控えた

＊白澤卓二監修『図解　名医が教える病気にならない最強の食事術』（扶桑社）より（出典：『日本食品標準成分表2010』『日本食品標準成分表2015』）

脂質異常症の診断基準

LDLコレステロール	**140㎎ /dℓ以上**
HDLコレステロール	**40㎎ /dℓ未満**
中性脂肪	**150mg/dℓ以上**

LDLコレステロールは、悪玉コレステロールとも呼ばれ、140㎎ /dℓを超えると脂質異常症と診断される。HDLコレステロールは、善玉コレステロールと呼ばれ、多いほうがよく、40㎎ /dℓ未満で脂質異常症と診断される。中性脂肪が増えるとLDLコレステロールを増やすといわれていて、150㎎ /dℓ以上で脂質異常症と診断される

たんぱく質は1日にこれだけ必要

たんぱく質の摂取量は1日どのくらいでしょうか？　「日本人の食事摂取基準」では男性60g、女性50gのたんぱく質摂取を推奨しています。ところが、同じ厚生労働省がすすめる「一般的なたんぱく質摂取量の目安」では、女性でもやや不足しています。たんぱく質の供給源で代表的なのは肉ですが、一般的に1食分の肉の目安量は70gぐらいと言われています。しかしこれは少ないと私は感じています。

特にたんぱく質をしっかり摂ったほうがよい高齢者は、1日100gは摂りたいものです。男性なら150gぐらいでもかまいません。

私がすすめる「白澤式たんぱく質摂取量の目安」では、肉と卵の量を増やしています。**卵を2個にしたのは、牛乳から摂らないようがよいからです。日本人は牛乳をうまく消化できない人が多いので、たんぱく質供給源としては、私はおすすめしていません。**卵はコレステロールを豊富に含む食品ですが、新しい摂取基準（131ページ）では2個以上食べてもまったく問題ありません。

1日あたりの
一般的なたんぱく質摂取量の目安

食　品	たんぱく質量
肉（和牛ヒレ）70g	13.4g
魚（白鮭1きれ）70g	15.6g
卵（Mサイズ1個）50g	6.2g
牛乳200ml	6.6g
豆腐（1/3丁）100g	6.6g
合計	48.4g

1日あたりの
白澤式たんぱく質摂取量の目安

食　品	たんぱく質量
肉（和牛ヒレ）100〜150g	19.1〜28.7g
魚（白鮭1きれ）70g	15.6g
卵（Mサイズ2個）100g	12.4g
牛乳200ml	なし
豆腐（1/3丁）100g	6.6g
合計	53.7〜63.3g

＊白澤卓二『70歳からの肉食革命』（山と渓谷社）より

たんぱく質摂取量を増やすには高たんぱく食品である肉や卵の量を増やすのがコツ。
牛乳は高たんぱく食品であるが控えたほうがよい

肉を食べると脳も活性化する

さまざまな種類の脂質の中で、青魚などに含まれるＥＰＡやＤＨＡなどのオメガ３系脂肪酸は認知症の予防効果があるといわれています（１０２ページ）。

これに対して、**肉に多く含まれるアラキドン酸はオメガ６系脂肪酸で、動脈硬化のリスクを高めると言われています。**

ところが最近の研究で、アラキドン酸が認知症を改善する可能性のある栄養素であることがわかってきました。

アラキドン酸は脳の神経細胞の生成を促す働きがありますが、**高齢者やアルツハイマー病の患者さんは、脳の細胞膜に含まれるアラキドン酸の量が少ない傾向にあるという報告があります。**

また、これまで高齢者は神経細胞が増えないと言われていましたが、現在は70歳を過ぎても神経細胞がつくられることもわかってきました。寝たきりの予防だけでなく、認知症の予防のためにも肉はしっかり食べるようにしましょう。

必須脂肪酸の代謝経路

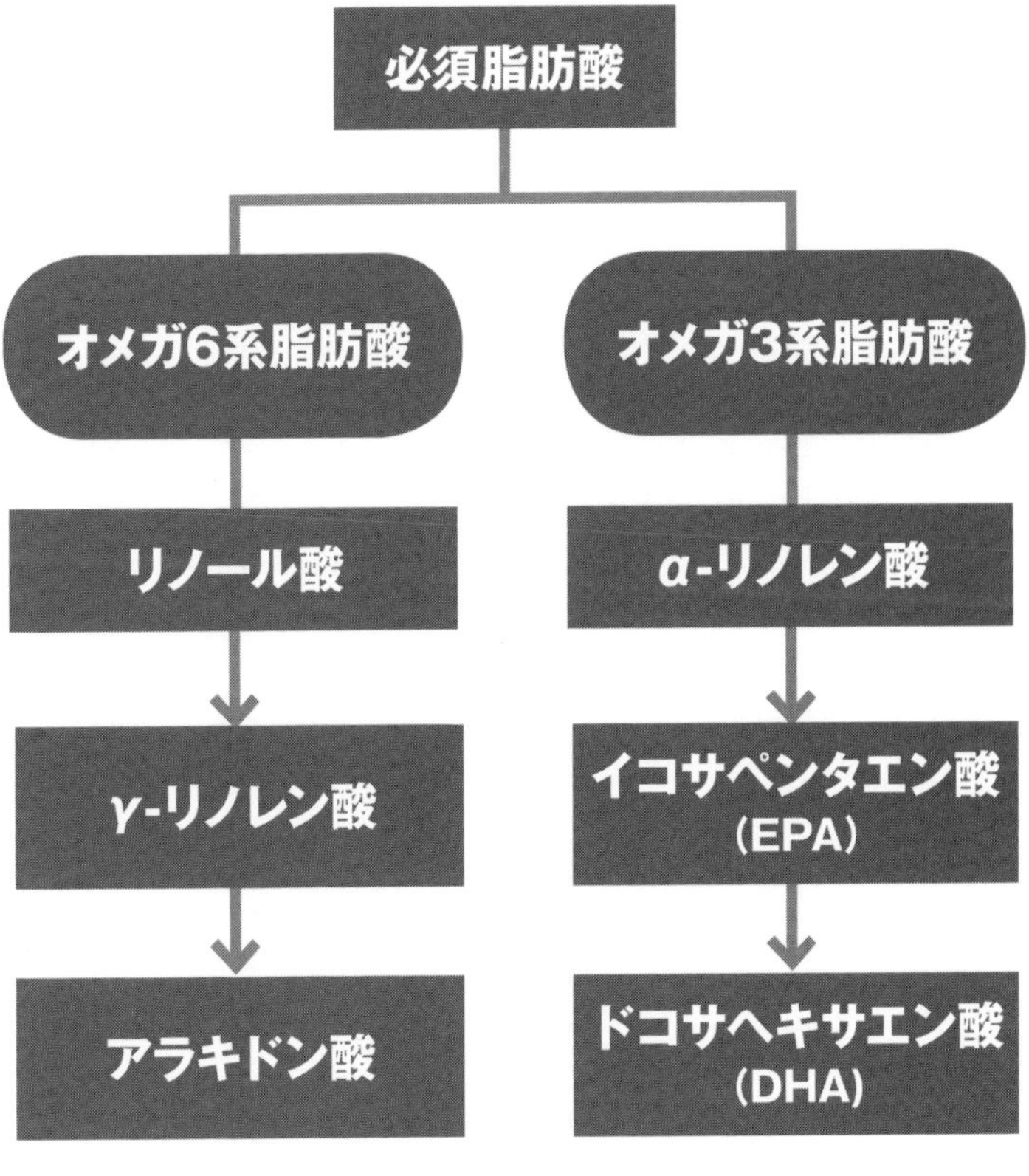

えごま油やアマニ油に多く含まれるα-リノレン酸は、魚油の成分であるEPA、DHAになる。一方、サラダ油などに多く含まれるリノール酸は、代謝されて最終的にアラキドン酸となるが、オメガ6系の油はたくさん摂らないほうがよい（理由は24ページ参照）ので、アラキドン酸は肉から摂るほうがよい

牛肉を食べるなら牧草肉をレアで

牛肉を食べるなら、放牧されて牧草を食べている牧草牛がおすすめです。自然な環境で牧草を食べて育った牛は、オメガ3系脂肪酸も豊富です。

英ニューカッスル大学のカルロ・ライフェルト博士らが、約680の論文をもとに有機牧草牛肉に含まれる脂肪酸の特徴をまとめた報告によると、穀物を食べて育った牛に比べ、有機の牧草を食べて育った牛は、オメガ3系脂肪酸が平均で50％も多く含まれていることがわかりました。またオメガ6系脂肪酸の量はどちらもほぼ同じだったので、オメガ3系脂肪酸だけが増えていることになります。

そして牛肉をステーキにするときは、レアがおすすめです。**高温でじっくり焼くウエルダンは前立腺がんのリスクを高めることがわかったからです。**

肉を高温で調理すると、前立腺細胞が代謝する過程で、たんぱく質から発生する化学物質が発がん物質に変化する可能性があると言われています。牛肉は火を通しすぎると硬くなるので、おいしさの面でもレアがおすすめなのです。

牧草牛と国産牛のオメガ6・オメガ3比率

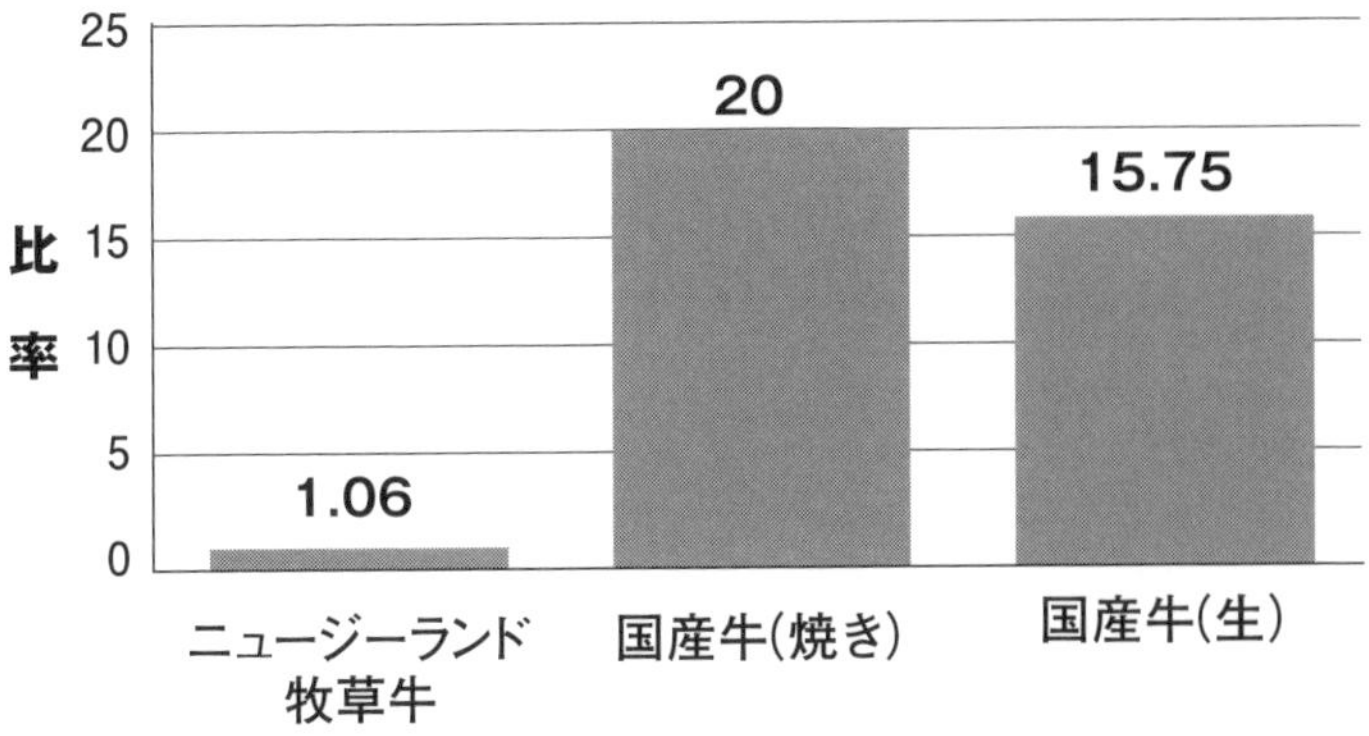

種類(100g)あたり	オメガ3	オメガ6	オメガ6/3比
ニュージーランド牧草牛リブ(焼き)	0.146g	0.155g	1.06
国産牛リブ(焼き)	0.08g	1.6g	20
国産牛(生)	0.04g	0.63g	15.75

※白澤卓二『70歳からの肉食革命』(山と渓谷社) より(出典:ケトジェニックアドバイザー教本(日本ファンクショナルダイエット協会)

ニュージーランド牧草牛はオメガ6脂肪酸とオメガ3脂肪酸の比率が理想的(24ページ参照)。同時に寿命を延ばすための欠かせない栄養素であるたんぱく質や認知症の予防効果が期待できるアラキドン酸もとれる

豚肉を食べるときはたまねぎを添えて

牛肉や鶏肉と比べると、豚肉はビタミンB_1が豊富なのが特徴です。ビタミンB_1は糖質の代謝に欠かせない栄養素です。

ところが現代人はビタミンB_1が不足しがちです。これを補う食品としては豚肉が最適です。同じ量のビタミンB_1を摂ろうとすると、豚肉なら100gですむところが、牛肉だと1kgも食べなければなりません。そのくらい含有量が多いのです。

ビタミンB_1は水溶性ビタミンなので、体内に長時間とどまることができません。そこで豚肉と一緒に食べてほしいのが、たまねぎやにんにくなどのアリル硫化物（においの成分）を含む野菜です。**アリル硫化物は、体内でビタミンB_1と結びつき、体内にとどまる時間が長くなるので、吸収率を高めてくれます。豚肉のしょうが焼きにたまねぎが入っているのは、実に利がかなっているのです。**

豚は成育環境について牛ほど神経質になる必要はありませんが、どんな飼料で育てられたかわかる豚や、黒豚などの銘柄豚を選べば安心でしょう。

ビタミンB1を多く含む食品

動物性食品（100g中）	ビタミンB1
豚ひれ（赤肉、生）	1.32mg
豚もも（脂身つき、生）	0.90mg
豚ロース（脂身つき、生）	0.69mg
豚かた（脂身つき、生）	0.66mg
ボンレスハム	0.90mg
うなぎ（かば焼）	0.75mg
いくら	0.42mg
鶏卵（全卵、生）	0.06mg

植物性食品（100g中）	ビタミンB1
ごま（乾）	0.95mg
青えんどう（乾）	0.72mg
青大豆（国産、乾）	0.71mg
いんげん豆（乾）	0.50mg
ライ麦（全粒粉）	0.47mg
そば粉（全層粉）	0.46mg
玄米	0.41mg
精白米	0.08mg

＊『七訂　食品成分表』（女子栄養大学出版部）より

ビタミンB1を多く含む入手しやすい動物性食品は豚肉。現代人はビタミンB1が不足しがちといわれているので、豚肉を中心にしっかり補給したい

鶏肉は疲労回復物質の豊富なむね肉がおすすめ

渡り鳥が長距離を羽ばたきながら飛行できるのは、**羽の付け根の部分にあたるむね肉に「イミダペプチド」という疲労回復物質がたくさん含まれているからです。**

イミダペプチドは、鶏肉のむね肉にも豊富に含まれています。ですから、鶏肉を食べるなら、むね肉がおすすめです。

歳をとると疲れやすくなるのは、細胞が酸化して老化が促進されるからです。イミダペプチドは細胞の酸化を防ぐ働きがあり、**摂取すると疲労が軽くなったり、疲れにくい体になることが知られています**（左ページのグラフ）。

加熱しても、イミダペプチドは失われません。また水溶性の物質なので、鶏肉を蒸したり、ゆでたりしたときはスープも一緒に摂るようにしましょう。

鶏肉はできれば平飼いされたものを選びましょう。平飼いとは広い空間で、鶏を放し飼いにする飼育方法です。ケージ飼いの鶏肉よりも手に入りにくいのですが、できるだけ安全なものを選ぶことをおすすめします。

イミダペプチドをとると疲れにくい

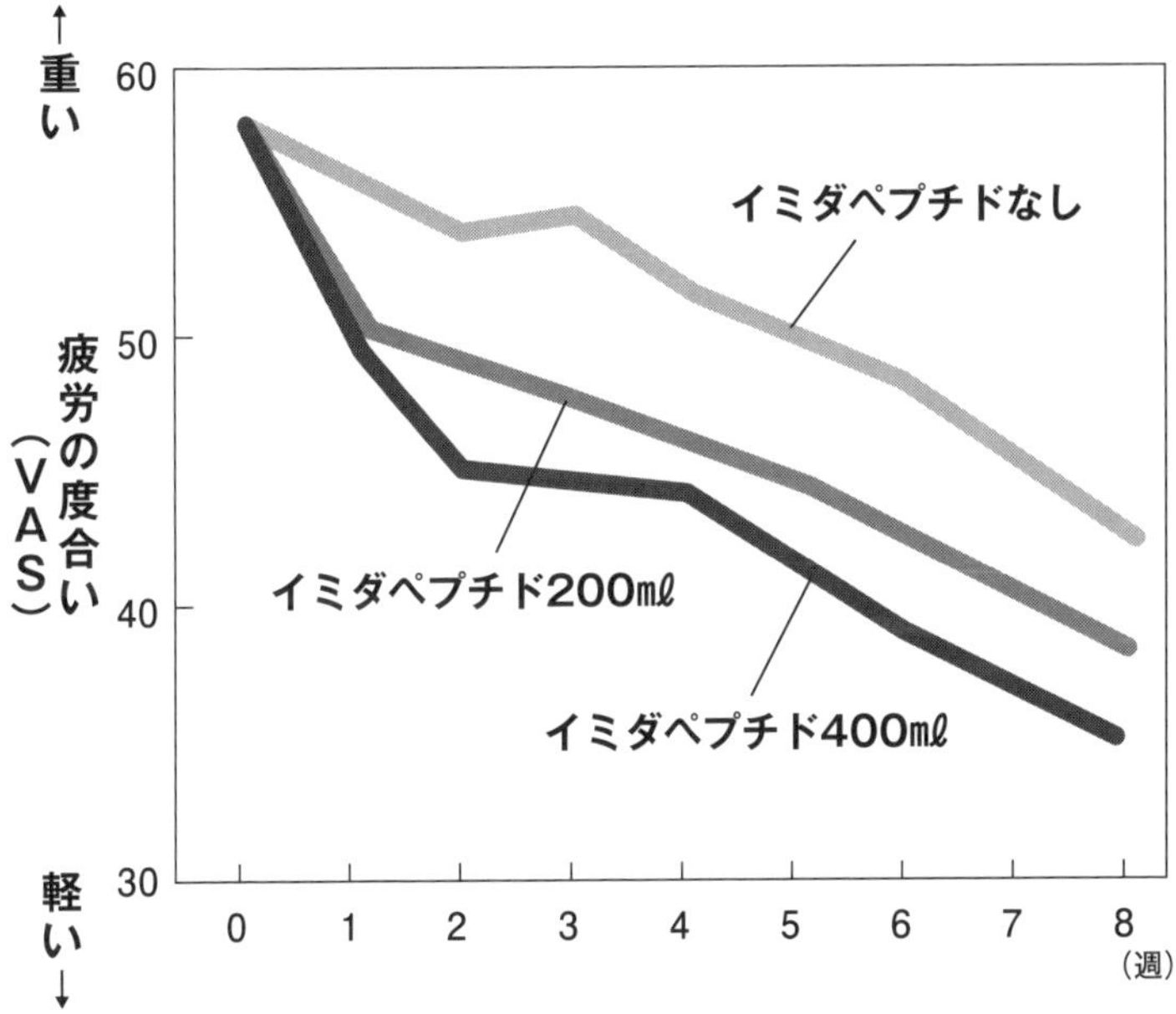

＊ウェブサイト、ヨミドクターをもとに作成（出典：読売新聞2015年9月6日）

疲労を感じている人を、イミダペプチドを配合した飲料を1日200㎖飲んだグループと1日400㎖飲んだグループ、イミダペプチドを配合していない飲料を飲んだグループに分け、疲労の度合いを調べた。イミダペプチドを飲んだグループは、明らかに疲労感が軽減されたことがわかった

鶏むね肉や豚ロースのトリプトファンがうつを予防

高齢者は定年退職や配偶者の死といった「喪失感」がきっかけで、うつ病になる人も増えてきます。うつ病になると自宅にこもりがちになるので、放置すると寝たきりになってしまうこともあります。

うつ病の原因の1つに、セロトニンの不足があります。セロトニンは、脳内の神経伝達物質の1つで、脳を沈静化する作用があります。うつ病になると、脳内にセロトニンが不足することが知られています。

うつ症状を改善させるには、セロトニンの原料となるトリプトファンというアミノ酸（28ページ）を摂って、セロトニンの分泌を促すのが効果的です。トリプトファンは必須アミノ酸なので、食べ物から必ず摂らないといけません。

トリプトファンは肉なら鶏むね肉や豚ロース、牛や鶏のレバーにも豊富です（左ページの表）。鶏肉ならたんぱく質とイミダペプチド、豚ロースならたんぱく質とビタミンB_1も同時に摂ることができます。

トリプトファンの豊富な食品リスト

（可食部100g当たりの含有量）

かつお（秋り獲・生）	300ml
黒まぐろ（赤身・生）	300ml
プロセスチーズ	290ml
牛レバー（生）	290ml
鶏レバー（生）	270ml
納豆	240ml
鶏むね肉（皮付き・生）	230ml
豚ロース（脂身付き・生）	230ml
まさば（生）	230ml
まあじ（生）	220ml
卵（全卵・生）	180ml
牛かたロース（脂身付き・生）	160ml
マカロニ・　スパゲティ（乾）	140ml
そば（生）	120ml
木綿豆腐	98ml
うどん（生）	65ml
ヨーグルト（全脂無糖）	48ml
牛乳	45ml

*『七訂　食品成分表2018』（女子栄養大学出版部）より

トリプトファンを多く含む食品のうち、肉類では鶏むね肉や豚ロースなどから摂取するのが効率的。かつおやまぐろ、さば、あじなどの魚類、大豆加工食品も多いので、これらをバランスよくとる

卵も高齢期の筋力低下にうってつけの食材

卵は良質のたんぱく質を含み、ビタミンやミネラルも豊富な完全栄養食です。さらに卵を摂ると運動後の筋肉合成を増強するという研究もあるので、**寝たきり予防には最適の食品の1つです。**

米イリノイ大学のニコラス・ブード博士らの研究チームは、健常者10人を対象に、30分の筋トレの後、①たんぱく質18gに相当する全卵を摂取した後と、②たんぱく質18gに相当する卵白のみを摂取した後、両者の血液中のアミノ酸を測定し、さらに筋肉の代謝や新たに合成された筋肉組織の量を調べました。

その結果、分解されて吸収されたアミノ酸の量や筋肉細胞の代謝は①と②に差がなかったものの、運動により新たに合成された筋肉組織量は②よりも①のほうが41%も多いことがわかりました。ブード博士は、**卵黄には卵白に含まれない、ビタミンやミネラル、DHA、リン脂質などが含まれているため、それらが運動後の筋肉組織の再生に関与していると考察しています。**

卵に含まれるおもな栄養成分

（可食部100g当たり）

栄養素		全卵（生）	卵黄（生）
エネルギー		151kcal	387kcal
たんぱく質		12.3g	16.5g
糖質（炭水化物）		0.3g	0.1g
脂質		10.3g	33.5g
ビタミン	A（レチノール）	130μg	470μg
	B_1	0.06mg	0.21mg
	B_2	0.04mg	0.51mg
	D	1.8μg	5.9μg
	E	1.6mg	5.5mg
ミネラル	カリウム	130mg	87mg
	カルシウム	51mg	150mg
	リン	180mg	570mg
	鉄	1.8mg	6.0mg
	亜鉛	1.3mg	4.2mg
	銅	0.08mg	0.20mg

＊『七訂　食品成分表2018』（女子栄養大学出版部）より

卵1個の可食部は約50gなので、全卵でたんぱく質を18gを摂るには1日3個食べればよいことになる。コレステロールの心配はなくなったので（130ページ）、3個食べても問題ない。ただし筋肉合成の効果を期待するなら、卵を食べる前に、筋トレをすることが大切

肉や卵を食べるときは同じくらいの野菜も食べよう

肉や卵は健康長寿に欠かせない食材ですが、それだけでは栄養バランスがとれていません。ビタミン、ミネラル、食物繊維などをバランスよく摂るため、野菜やキノコ、海藻などをしっかり食べましょう。**特に肉や卵など動物性たんぱく質を多く摂るときは野菜の摂取量を増やすようにしてください。**

厚生労働省は1日350gの野菜を食べるようにすすめていますが、**左ページのグラフのように、すべての年代でこの量に達していません。**

また野菜を摂るときは野菜に含まれる糖質に注意する必要があります。健康長寿のためには、できるだけ血糖値を上げない食事にしたほうがよいのですが、ごはんなどの炭水化物で摂る糖質に加えて、糖質の多い野菜を一緒に食べると過剰摂取になってしまいます。

ステーキの付け合わせについてくることが多い、じゃがいもやとうもろこし、にんじんなどは糖質が多い野菜なので、ごはんと一緒に食べるときは、残しましょう。

野菜の世代別摂取量の平均値

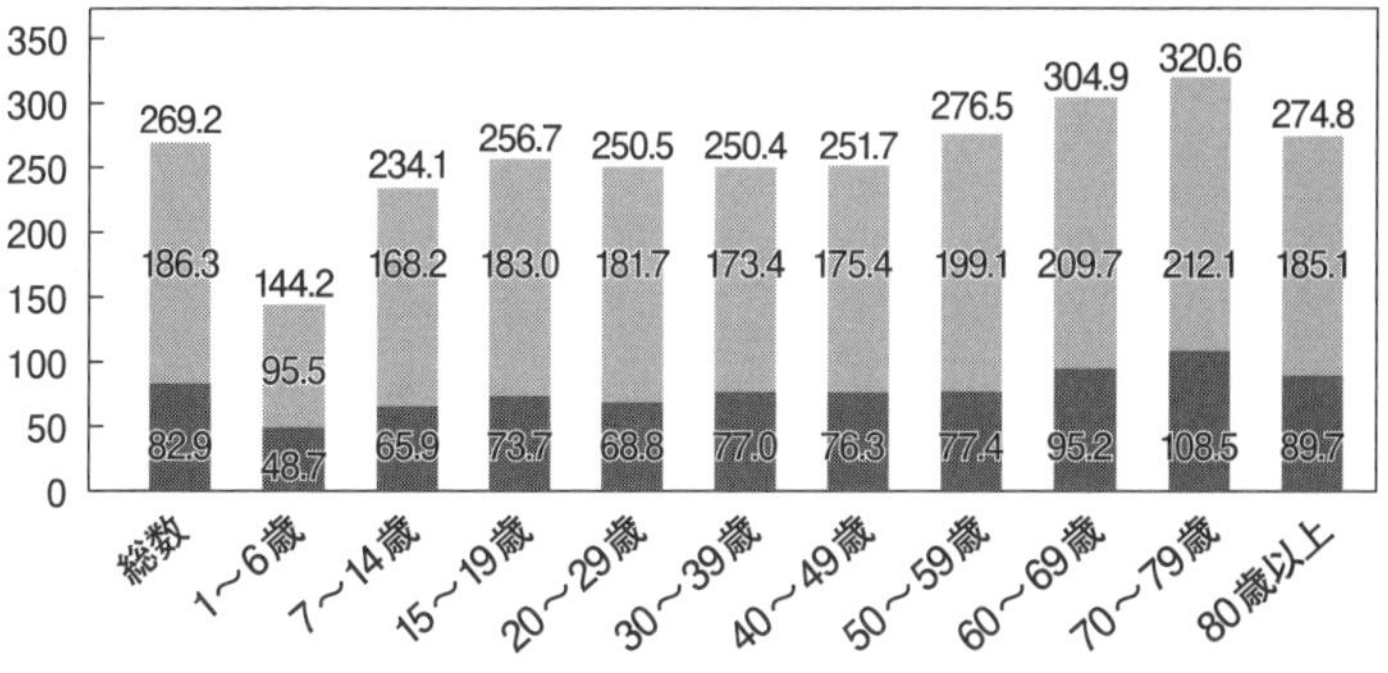

男女の野菜摂取状況（20歳以上）

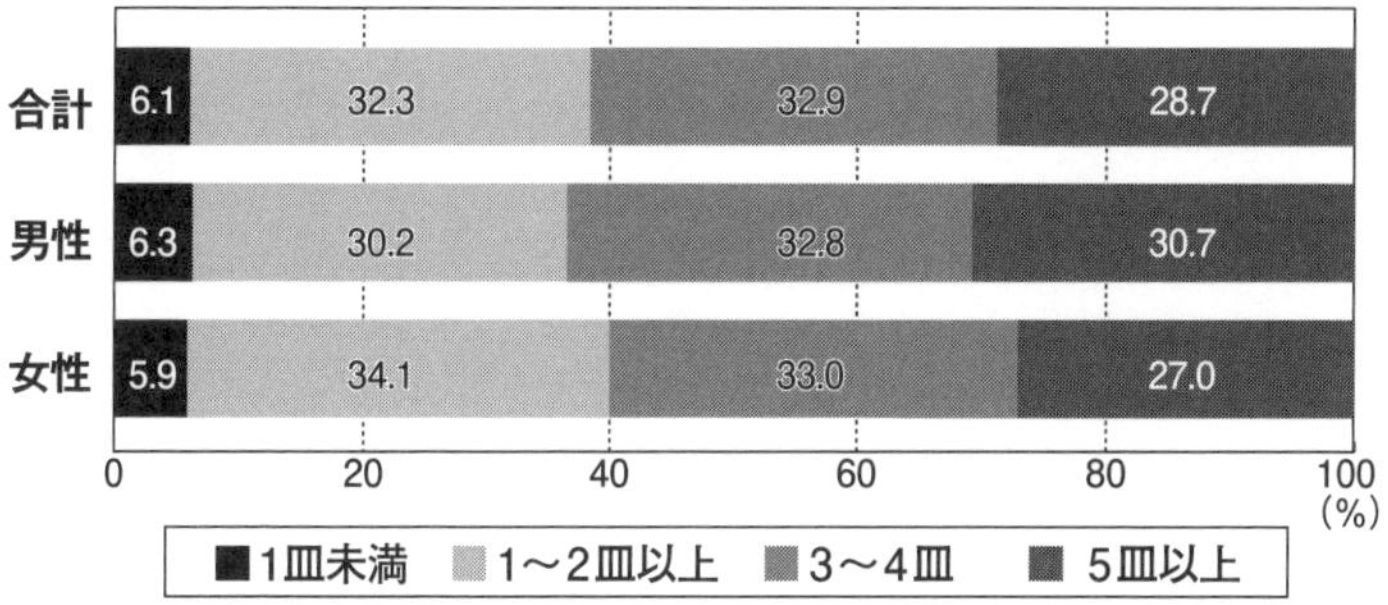

＊いずれも一般社団法人ファイブ・ア・デイ協会のウェブサイトより（出典：厚生労働省「平成30年国民健康・栄養調査結果」）

厚生労働省は1日350g以上の野菜摂取を推奨しているが、すべての年代において、推奨量に足りていない。野菜350mgは5皿分に相当するが、5皿以上食べている人は男女とも3割程度しかいない

野菜や果物を食べるとしあわせになる

野菜や果物はビタミンやミネラル、食物繊維の供給源としてだけでなく、継続してとると、精神的幸福感を維持できることが海外の研究でわかってきました。

英リーズ大学のニール・オーシャン博士らは、英国世帯横断調査に参加した4万5000人以上を対象に、野菜や果物の摂取量と摂取頻度、年齢、収入、配偶者の有無、雇用状態、生活習慣などと精神的幸福度の関連性を追跡調査しました。

その結果、**野菜や果物の摂取量や摂取頻度が多いほど、精神的幸福度が高い状態を維持できることがわかりました**。

また毎日1皿の野菜や果物を追加すると、月に8日分のウォーキングで得られるのと同じくらいの幸福感が得られ、毎日5皿追加できれば配偶者を亡くしたときに失う幸福感を補填するのと同等の効果が得られると推測しています。

健康長寿のためには、うつを予防するとともに、精神的幸福感を維持することも重要です。野菜や果物の摂取量を増やす工夫をしましょう。

1週間の果物と野菜の消費の頻度

果物

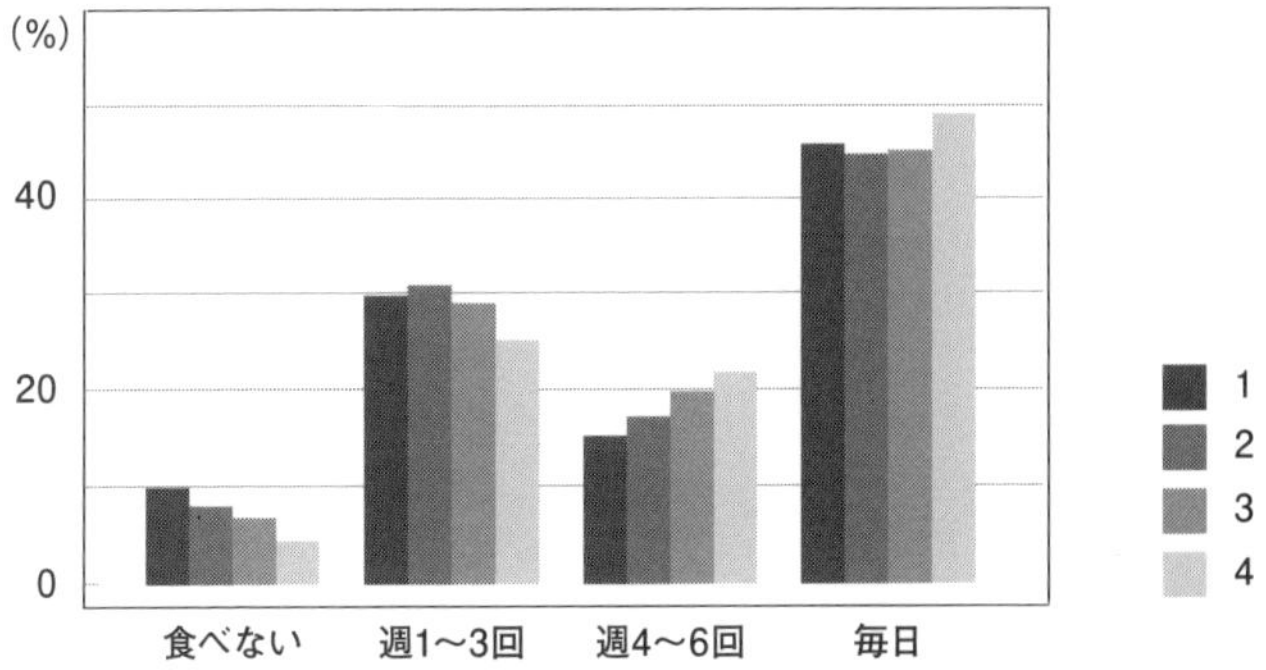

野菜

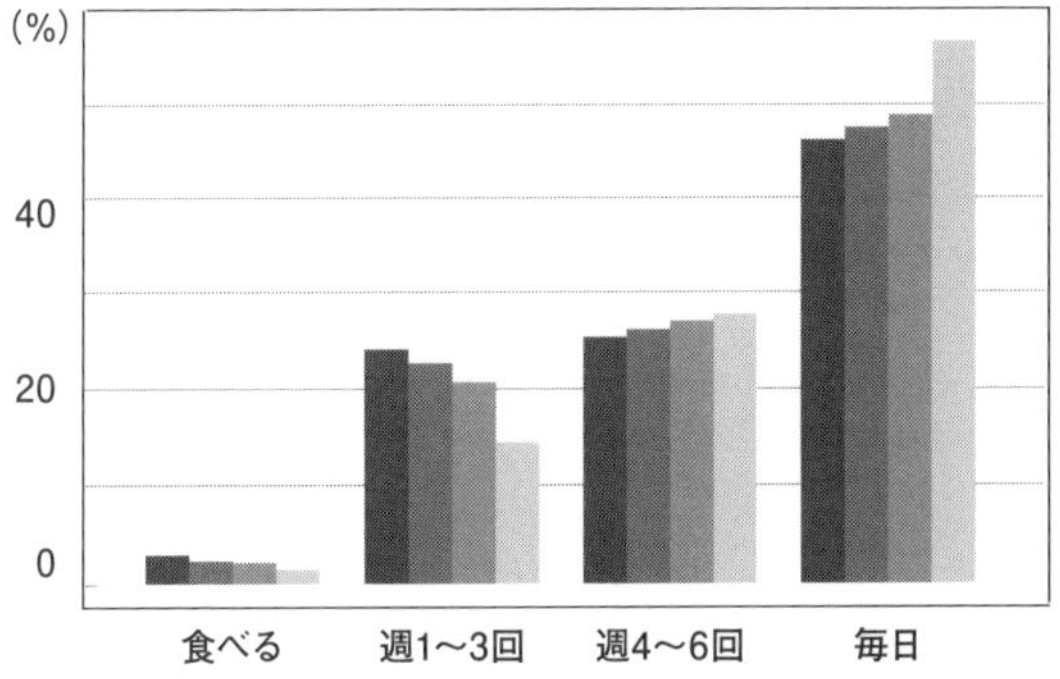

*The American Journal of Clinical Nutrition, Volume 110, Issue 6, December 2019, Pages 1416?1423, https://doi.org/10.1093/ajcn/nqz148より一部改変

英リーズ大学の研究の一部。1〜4は収入別の分類で、数字が小さいほど所得が低い。所得が最も高い人々が果物と野菜の消費頻度が最も高い。これらのデータと精神的幸福度の関連性を追跡調査した結果、果物や野菜を多くとるほど幸福度が高いことがわかった

骨強化に必要なカルシウムはすべての世代で不足している

健康寿命を延ばすためには、筋肉量を減らさないようにすることが大事ですが、もう1つ骨を強くしておくことも重要です。

骨は絶えず破壊と再生を繰り返し、新しい骨と入れ替わっていますが、加齢とともに骨の原料となるカルシウムの吸収や、骨をつくるためのホルモンが減少し、再生より破壊される量が増えると骨密度が低下します。すると骨がスカスカになり、骨粗鬆《こつそしょう》症《しょう》を発症します。

特に女性の場合は、閉経を迎えると骨の形成に関わる女性ホルモン（エストロゲン）が減少するので骨粗鬆症になりやすいのです。

骨粗鬆症は寝たきりの原因となる骨折のリスクを高めますが、これを予防するにはカルシウムの摂取が有効です。カルシウムの1日の摂取量は、成人男性で700㎎、成人女性で600㎎とされていますが、左ページのグラフにあるほとんどの年代で不足しています。また、この20年、1度も所要量に達してないとも言われています。

日本人の1日当たりのカルシウム摂取量

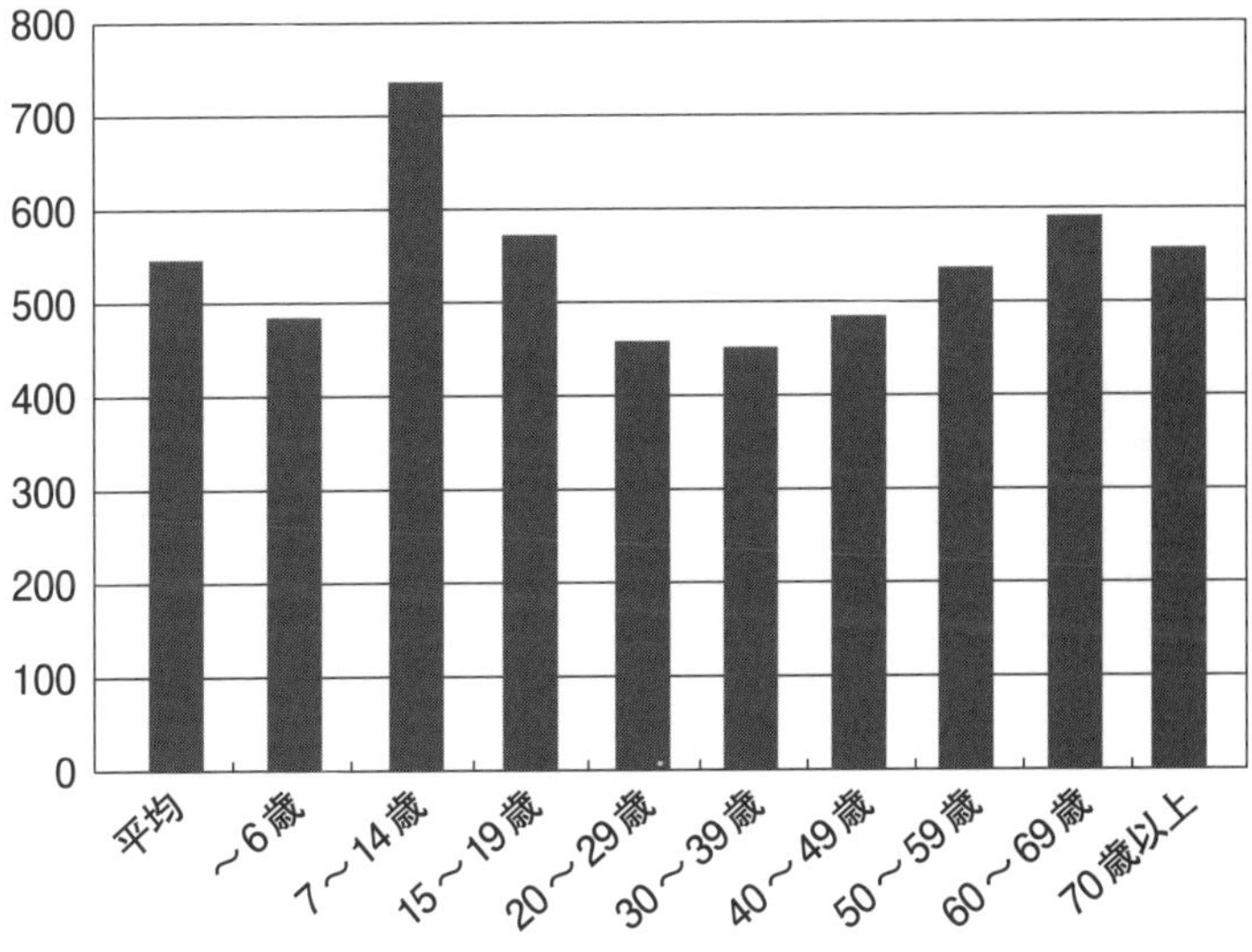

＊ミツカンのウェブサイトより（出典：厚生労働省『平成16年国民栄養調査』）

成人の1日あたりのカルシウム必要量は成人男性700mg、成人女性600mgだが、ほとんどの年代で600mgにすら達していないことがわかる。中高年のカルシウム不足は、骨粗鬆症の原因となるので、いろんな食品からしっかり補給したい

骨の強化にはビタミンDとビタミンKも必要不可欠

カルシウムを摂るだけでは骨は強化されません。カルシウムの吸収を助けるビタミンDも一緒に摂る必要があります（ビタミンDを多く含む食品のリストは113ページ参照）。

またビタミンDは体内でも生成されます。**そのためには日光浴、つまり紫外線を浴びることが必要です**。ただし紫外線を過度に浴びると、活性酸素を増やし皮膚にダメージを与えるのでほどほどにしましょう。

もう1つ、骨の形成に不可欠なのがビタミンKです。ビタミンKは骨をつくる細胞の働きを促進する作用と、骨を壊す細胞の働きを抑制する作用があります。また骨粗鬆症における骨量の減少を抑える効果があるとも言われています。

ビタミンKは緑黄色野菜や海藻などに多く含まれていますが、**含有量が多く効率よく摂れる食品でおすすめなのが納豆です**。「骨粗鬆症の予防と治療ガイドライン2011」の「簡易ビタミンK摂取調査表」にも、納豆をどのくらい食べているかと

ビタミンKの豊富な食品リスト

（可食部100g当たりの含有量）

ひきわり納豆	930μg
パセリ(葉・生)	850μg
しそ(葉・生)	690μg
モロヘイヤ(茎葉・生)	640μg
納豆	600μg
ひじき（乾燥）	580μg
バジル（葉・生）	440μg
焼きのり	390μg
かぶ（葉・生）	280μg
豆苗（茎葉・生）	280μg
ほうれん草（葉）	270μg
春菊（葉・生）	250μg
大根（葉・生）	220μg
小松菜（葉・生）	210μg
わかめ（生）	140μg

*『七訂　食品成分表2018』（女子栄養大学出版部）より

量的にとりやすいビタミンK補給食品としては納豆がおすすめ。しかも普通の納豆よりもひきわり納豆のほうが含有量が多い。野菜は葉や茎に多いので大根やかぶの葉も捨てずに利用したい

いう項目があるほど、納豆はビタミンKを豊富に含む食品です。

納豆には100g当たり600㎍ものビタミンKが含まれています。さらに同じ納豆でも、ひきわり納豆は100g当たり930gとさらに豊富です。

納豆の原料である大豆にはビタミンKはほとんど含まれていません。ではどうして納豆にビタミンKが多いのかというと、納豆菌が発酵の過程でビタミンKを増やしているからです。

またビタミンKは体内でもつくられていますが、実際につくっているのは腸内細菌です。腸内細菌が水溶性食物繊維などをエサにして、ビタミンKをつくり出しているのです。

なお食べ物だけでは骨は強くなりません。運動しないことも骨を弱くする原因の1つです。高齢者はもちろん、若い人でも運動をして、骨に負荷を与えないと、骨は弱くなってしまうのです。

骨粗鬆症予防で最も手軽にできる運動はウォーキングです。歩くことは骨に刺激を与えて、骨をつくる細胞の働きを活性化します。骨に必要な3つの栄養素（カルシウム、ビタミンD、ビタミンK）を摂ったら、歩くことを心がけましょう。

第5章

栄養素を生かす食べ方と生活習慣

長生きする食べ方の基本は「ケトン体食」

第3章で「ケトン体」について述べました（118ページ）。繰り返しになりますが、もう1度簡単に説明しましょう。

脳のエネルギー源にはブドウ糖とケトン体があります。しかし糖質（炭水化物）の多い食生活を続けていると、ケトン体はほとんど使われません。

また糖質の多い食事を続けていると、インスリン抵抗性や、脳のインスリン濃度の低下により、脳の神経細胞がブドウ糖を利用できなくなるため、脳の認知機能が低下します。

このとき、脳にケトン体を送り込むと、ブドウ糖に代わるエネルギー源となるため、認知機能が改善するのです。

糖質の摂りすぎは、認知症だけでなく、糖化を進行させてAGEsを増やし、老化を促進させてさまざまな病気を引き起こします（18ページ）。

これを防ぐには、糖質の摂取を減らして、肉や卵、野菜、発酵食品などを積極的に

食べる「ケトン体食」に変えていくことが必要です。

ケトン体食を摂ることによって、ケトジェニックな体に変わります。ケトジェニックとは、体内でケトン体をつくり出し、それをエネルギー源として利用できる状態のことです。

ケトジェニックな体を手に入れることができれば、認知症予防はもちろん、健康長寿にも役立つのです。

体をケトジェニック状態にするのがケトン体食です。159ページに「ケトン体食の7つの基本」をまとめましたが、最も重要なのは「炭水化物は極力摂らない」ことです。

具体的に言うと、米や小麦製品のパンや麺をできるだけ控えてください。主食の米まで控えるのはつらいので、少しは食べてよいことにしていますが、その場合も白米は控えて、玄米を摂るようにしましょう。

玄米は食物繊維を含むため食後血糖値が上がりにくい低GI食品（40ページ）です。ケトン体食はインスリンの過剰分泌を抑える食事でもあるので、低GI食品を活用していただきたいのです。

「食べる順番は野菜から」は、食後血糖値を上げない食べ方です。これについては、この後で詳しく説明します。

「加工食品はできるだけ避ける」は、食品添加物などに含まれる毒物を体の中に入れないようにするためです。

「発酵食品を積極的に食べる」は、腸内環境を改善させて健康長寿に欠かせない免疫力を高めるためです。

「アルコールは適量を守る」については、116ページで説明しました。

「ゆっくり食べて腹7分目を心がける」は、肥満を防ぐとともに、長寿遺伝子を活性化させるために必要です。長寿遺伝子については、この後で詳しく説明します。

「ドレッシングや調味料は自家製のものを使う」も、毒物を体の中に入れないようにするためです。

本章では、この7つの基本を踏まえながら、栄養素を生かす食べ方と生活習慣について紹介していきます。

ケトン体食の7つの基本

1　**炭水化物は極力とらない** ※1

2　**食べる順番は野菜から**

3　**加工食品はできるだけ避ける** ※2

4　**発酵食品を積極的に食べる**

5　**アルコールは適量を守る** ※3

6　**ゆっくり食べて腹八分目を心がける**

7　**ドレッシングや調味料は自家製のものを使う**

※1 ごはんを食べたいときは玄米
白米やパン、麺（うどんやラーメン）などの炭水化物をできるだけ避ける。どうしても炭水化物を食べたいときは、玄米や雑穀米を選ぶ

※2 おやつを食べたいときはナッツ
加工食品で最悪なのはスナック菓子などのジャンクフード（176ページ）。小腹が減って、おやつがどうしても食べたいときはアーモンドやくるみなどが混じったミックスナッツがおすすめ。塩などで味付けしていないものを、1日50gまでが目安

※3 お酒を飲むなら赤ワイン
お酒を飲める人は、日本酒換算で1日1～2合程度のお酒を飲んでもよい。おすすめのお酒は赤ワイン（116ページ）で、適量はグラス2杯まで

＊参考文献：白澤卓二監修『名医がすすめる！老けない最強の食べ方』（笠倉出版社）、白澤卓二著『Dr.白澤のアルツハイマー革命　ボケた脳がよみがえる』（主婦の友社）

長寿遺伝子を活性化させるカギは「少食」

米マサチューセッツ工科大学のレオナルド・ギャランテ教授は、２０００年に健康寿命を延ばす「サーチュイン遺伝子」を発見しました。

サーチュイン遺伝子は、「長寿遺伝子」とも呼ばれていて、この遺伝子が活性化すると、老化の進行が抑えられるというものです。長寿遺伝子は普段は眠った状態ですが、少食にすると活性化のスイッチが入ることがわかっています。

米ウィスコンシン大学が、ヒトに近い種であるアカゲザルで行った実験では、食事のカロリー制限をしたサルは、自由に食事をしたサルよりも、がんや心血管疾患、糖尿病などの加齢関連疾患にかかっていないサルの割合が明らかに多いことがわかりました（左ページのグラフ）。

満腹になるまで好きなだけ食べている人は、長寿遺伝子が活性化するチャンスがありません。長寿遺伝子を活性化させるスイッチを入れるために、腹7分目にして、少食を心がけるようにしてください。

カロリー制限すると加齢性の病気が防げる

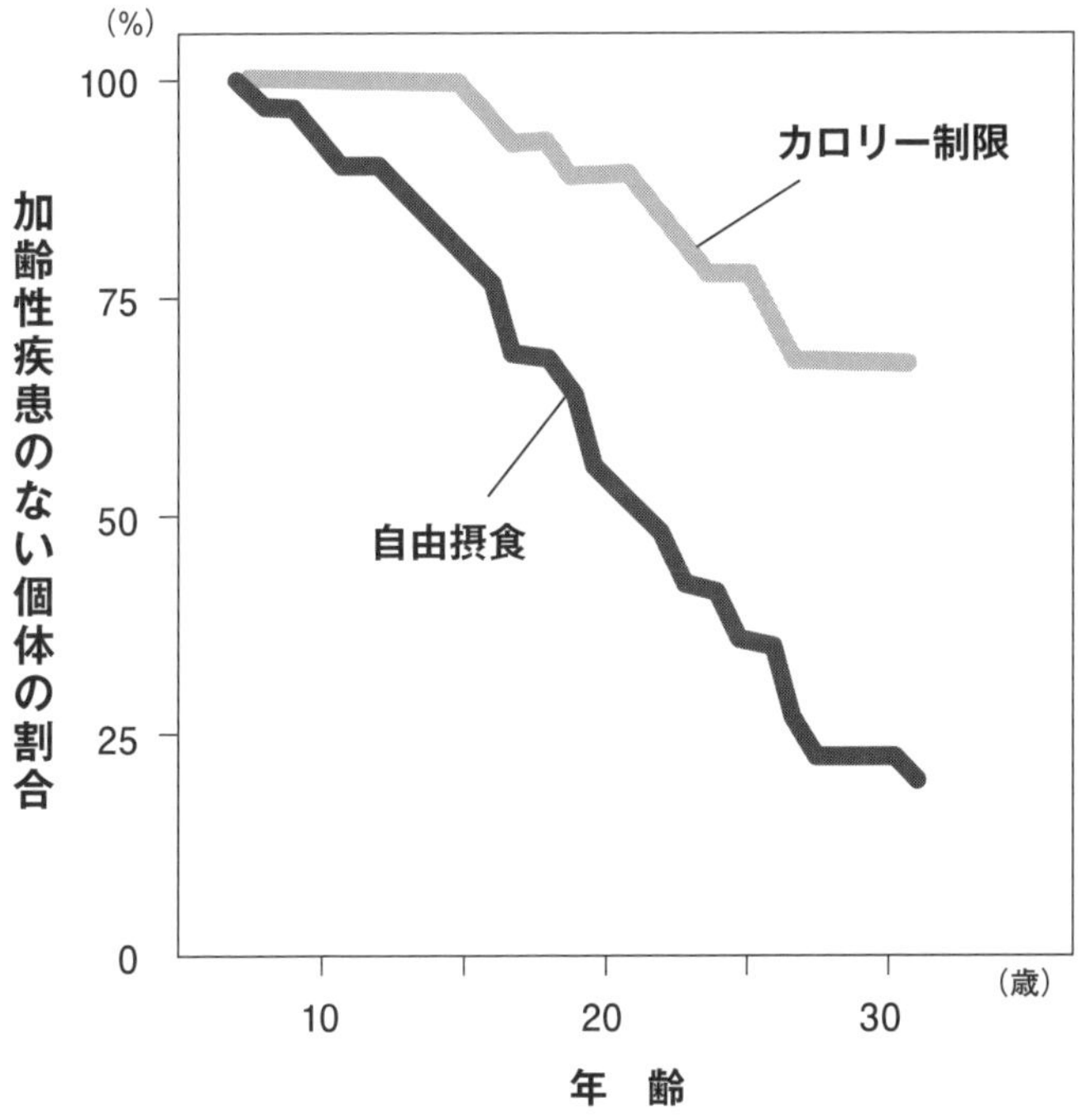

＊ウェブサイト、Dr.Gotoの老化研究所　健康長寿「摂取カロリーと老化」順天堂大学大学院客員教授・東邦大学名誉教授　後藤佐多良より（出典：Colman wt al:Science 325:201-204,2009）を一部改変

ヒトに近い種であるアカゲザルを用いて行ったウィスコンシン大学の研究。食事のカロリー制限をしたサルは、自由に食べさせたサルよりも、がん、心血管疾患、糖尿病といった加齢関連疾患にかかりにくいことがわかった

朝食を抜くと太りやすくなる

「少食が体によい」といっても、食事を抜くのはおすすめできません。特に朝は忙しいことなどを理由に朝食を摂らない人がいますが、**食事は3食とらないと老化を進めてしまいます**。というのは、夕食から翌朝の朝食までは間隔が長く、また睡眠中もエネルギーを消費しているので、朝起きたときはエネルギーが枯渇した状態になっているからです。その状態のときに朝食を抜くと、昼食をたくさん食べてしまうので、食後血糖値が急激に上昇します。

その結果、インスリンが多量に分泌するので、今度は血糖値が急激に下がるのです。2食抜くと上昇と下降の幅はさらに大きくなります（左ページのグラフ）。

血糖値の急激な変動は血管にダメージを与えます。特に食後血糖値が高い人は、動脈硬化が進行しやすいこともわかっています。

朝食をとって、その後も決まった時間に食をすれば血糖値はゆるやかに上昇し、ゆるやかに下がります。

食事を抜くと血糖値が高くなる

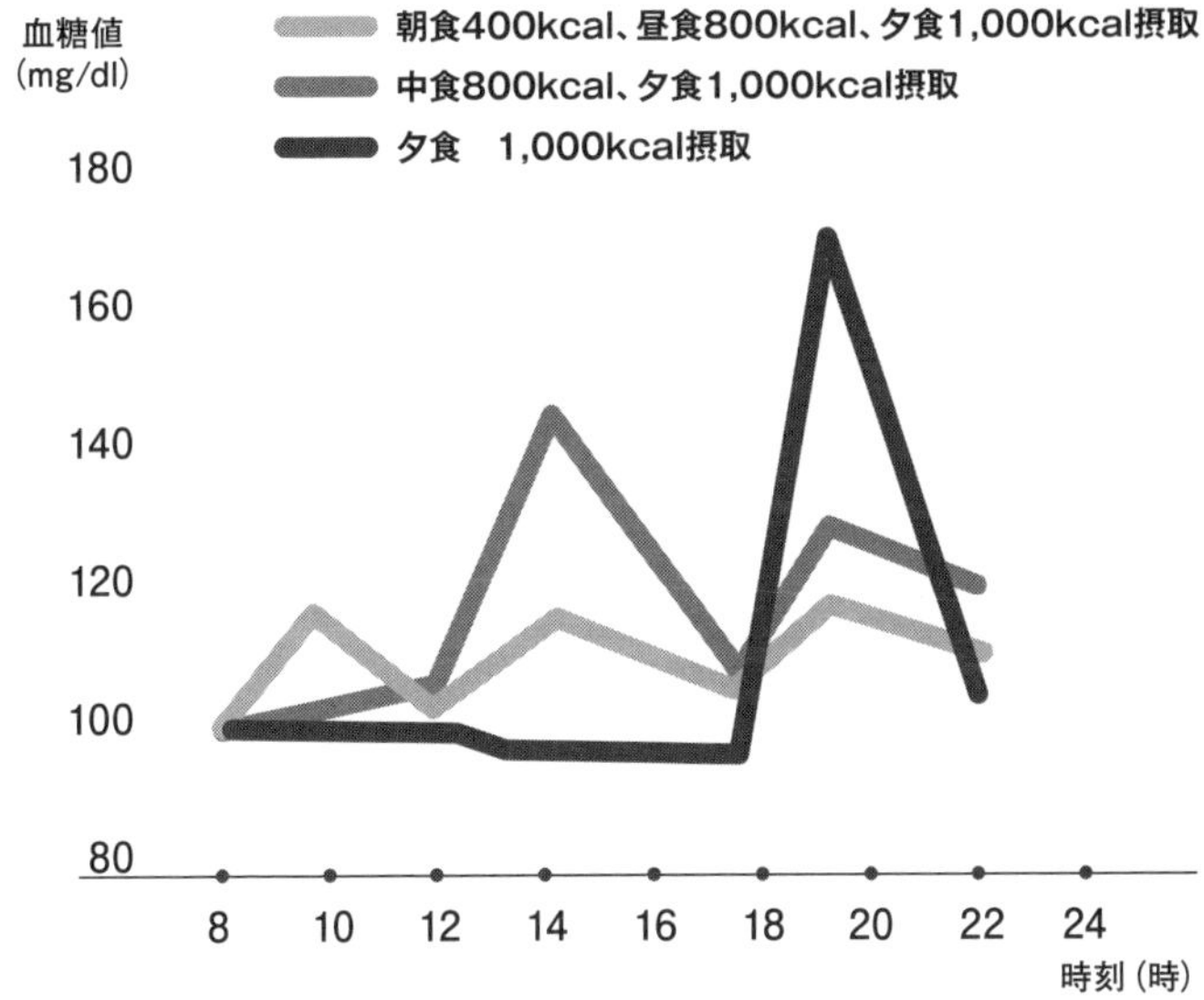

＊糖尿病サイト（ノボルデイスクファーマ株式会社）より（出典：Diabetes,2008 Oct;57(10):2661-5.)

健康な91人を対象に、3食食べた場合、朝食を抜いた場合、朝食も昼食も抜いた場合で血糖値の変化を比較した。食事を抜くと摂取カロリーは減るが抜いた後の血糖値が大幅に上昇する。インスリンの分泌量が多くなるため、血糖が体脂肪に蓄えられやすくなり、太りやすくもなる

プチ断食でケトジェニック体質に

ケトジェニックな体をつくるには、絶食が効果的です。第3章で紹介したアルツハイマー病の権威、ブレセデン博士はケトン体の合成を促すために12時間の絶食時間をとるようにすすめていますが、これでは朝食をとることができません。

そこで私は朝食をココナッツオイル入りコーヒーにすることで、15時間以上のプチ断食をすることをすすめています。

第3章の最後に紹介しましたが、ココナッツオイルはケトン体の原料となる中鎖脂肪酸を豊富に含んでいます（118ページ）。また朝食がココナッツオイル入りコーヒーだけなら、糖質が体の中に入らないので血糖値も上がりません。つまり絶食の効果が持続するのです。

具体的なやり方は、前日の21時までに夕食を終え、朝食をココナッツオイル入りコーヒーにするだけです。夕食を21時に終えたとしても、昼食が12時なら15時間のプチ断食になり、ケトン体の合成が促進されるのです。

15時間以上の絶食をするには?

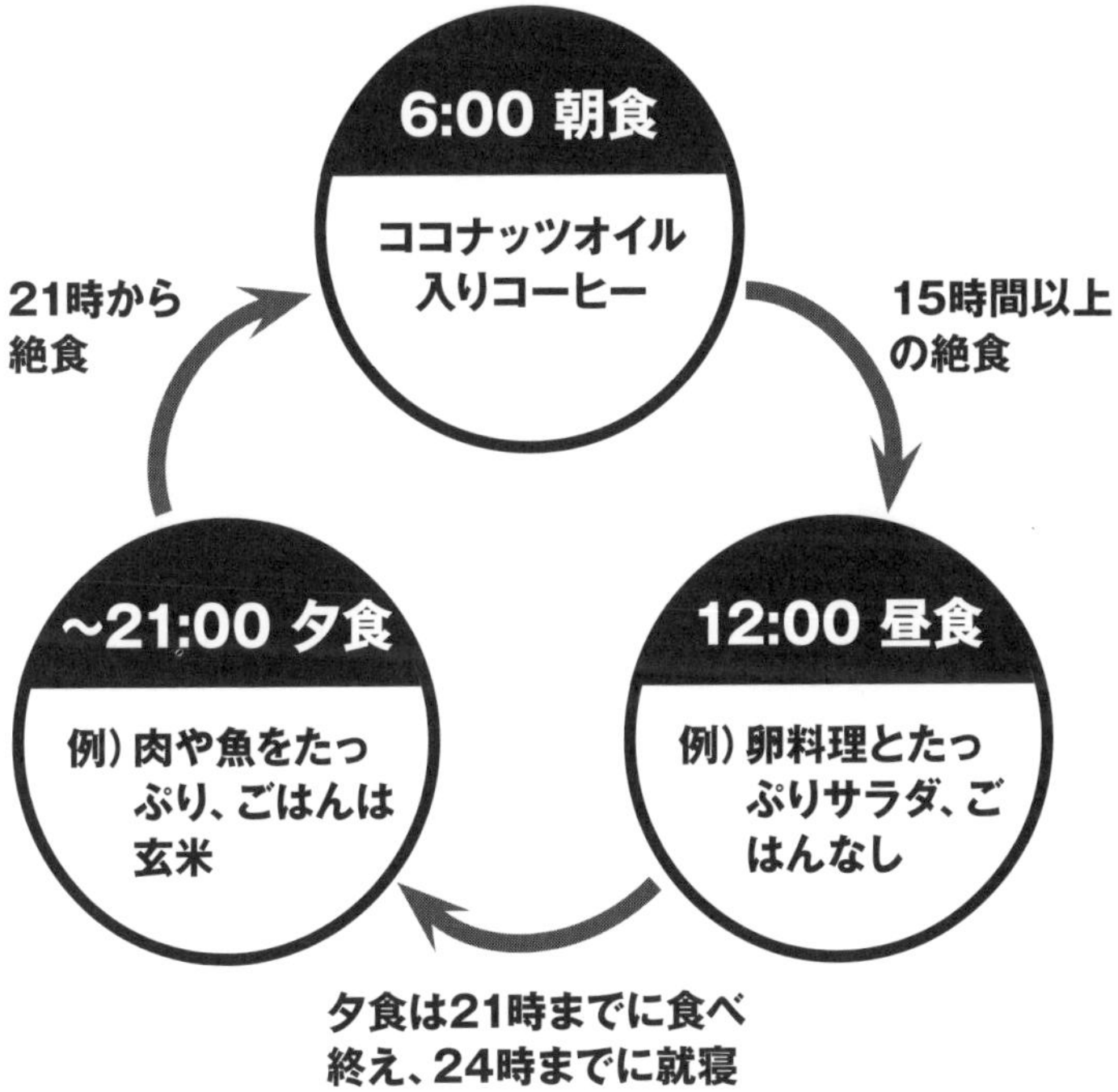

＊朝食と昼食の食事時間は1例

朝食はココナッツオイル入りコーヒー

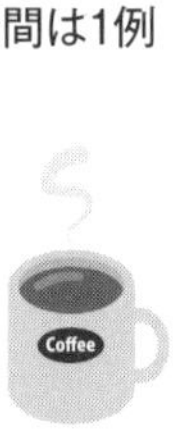

200mlのコーヒーにココナッツオイル大さじ1杯加えて飲む。脂質は血糖値を上げないので、絶食と同じ状態が続く。またココナッツオイルは、ケトン体の原料となる中鎖脂肪酸が豊富。ココナッツオイルの香りが苦手な人はMTCオイル(中鎖脂肪酸100%のオイル）でもよい

＊参考文献：白澤卓二著『Dr.白澤のアルツハイマー革命　ボケた脳がよみがえる』（主婦の友社）

食べる順番で血糖値の上昇がゆるやかに

朝食をココナッツオイル入りコーヒーにしたら、昼食や夕食ではごはんを少し食べてもよいでしょう。その際、**白米ではなく、玄米や雑穀米にすると食後血糖値の上昇がゆるやかになります。**

また**「食べる順番は野菜から」**にするだけでも、血糖値の上昇はゆるやかになります。野菜から食べると、野菜に含まれる食物繊維が血糖値の上昇を抑えてくれるからです。ただし野菜といっても、糖質の多いじゃがいもなどは除きます。

野菜と同様、食物繊維の多いキノコ類や海藻類も先に食べましょう。その後で、肉や魚、卵など、たんぱく質を多く含む食品を摂ります。

そして最後に、ごはんなどの炭水化物を摂ります。この食べ方をすることで、血糖値の急上昇が防げ、インスリンの過剰分泌も抑えられます。

食後に軽い運動をすると、さらに血糖値の上昇がゆるやかになるので、食後1時間以内を目安に散歩などをするとよいでしょう。

野菜から先に食べると血糖値が上がりにくい

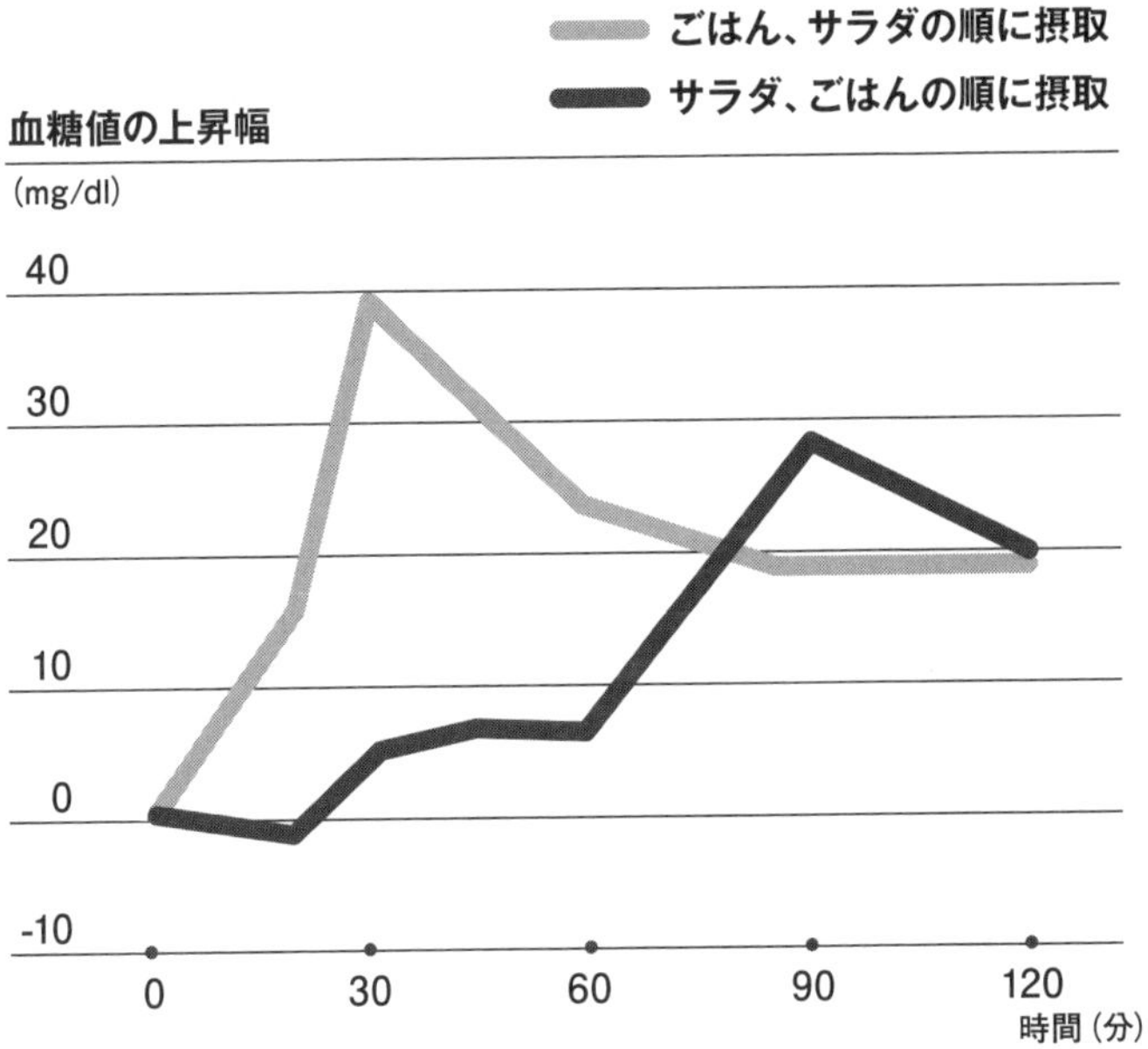

＊糖尿病サイト（ノボルデイスクファーマ株式会社）より（出典：糖尿病;53,2,96-101,2010）

健康な男女10人を対象にして、ドレッシングをかけたキャベツサラダを食べてから白米を食べた場合と、その逆の順番で食べた場合を比較した。野菜から食べると食後血糖値の急上昇が抑えられることがわかった

噛む力が衰えると健康余命が短くなる

噛む力が衰えると、食事がおいしく食べられなくなるだけでなく、寿命が短くなってしまいます。

日本大学医学部の那《な》須《す》郁《いく》夫《お》教授らの研究チームが、平成11年から全国5000人規模で行っている高齢者縦断調査の、第1回～第3回調査のデータによると、**咀嚼力が5以上のグループは、どの年代でも、4以下のグループより健康余命が長いことがわかりました**（左ページのグラフ）。

ちなみに咀嚼力5のグループは、入れ歯などを含めた機能している歯の本数が多く、全身の筋力も強かったそうです。

いくら自分の歯が残っていたとしても、咀嚼力がなければしっかり噛むことはできません。噛むことは運動なので、筋力も必要です。たんぱく質をしっかり摂り、運動することで筋力は維持できます。また噛む力も、普段からよく噛んで食べることを意識することで、その機能が維持できます。

噛む力が衰えると健康寿命が短くなる

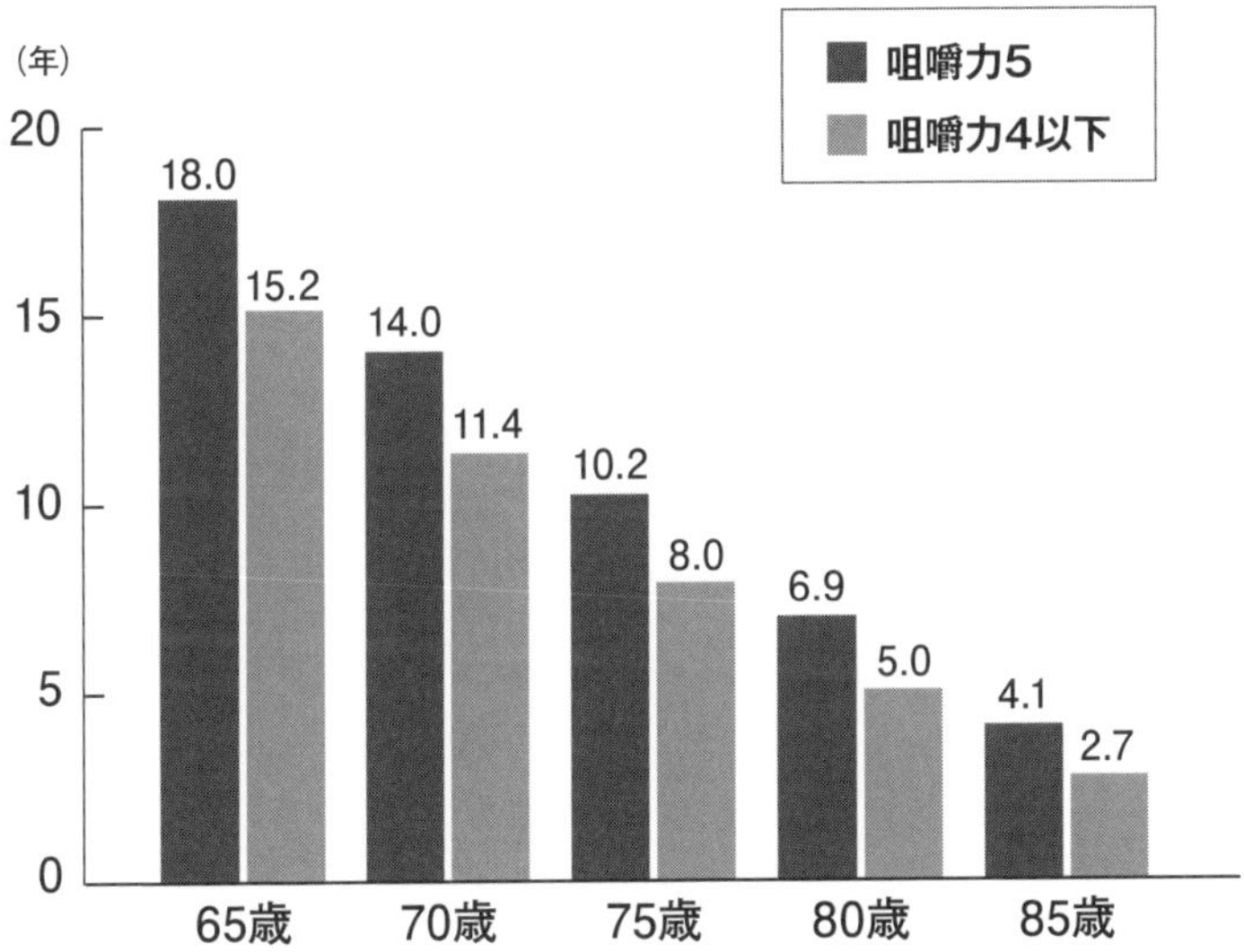

＊白澤卓二著『70歳からの肉食革命』（山と渓谷社）より（出典:Ann Jpn Prosthodont Soc4:380-387,2012）

健康余命とは、健康で身体的な能力を発揮できると期待される寿命のこと。図では咀嚼力5で65歳の人は、今後18年(83歳）まで健康に生きられる。咀嚼力5のグループは、あらゆる年齢においても、健康余命が長い

よく噛むと血糖値の急上昇も防げる

噛むことは血糖値とも関係しています。よく噛むと食後血糖値が上がりにくく、インスリン分泌も少なくてすみます。

左ページのグラフは、厚生労働省が行った肥満と咀嚼との関連について調べた研究の一部ですが、**よく噛んで食べた場合は、インスリンの分泌量が抑えられていることがわかりました。**

インスリンが過剰に分泌されると、糖尿病の原因になるほか、認知症のリスクも高まることがわかっています。

なお実験では、普通に噛んで食べた場合と、50回以上噛んで食べた場合のインスリンの分泌量を比較しています。

私は健康長寿のためには、30回噛むことをすすめていますが、時間があるときは50回でもよいのです。よく噛んで食べると食事もゆっくり摂れるので、腹7分目でも十分満足することができます。

噛む力があるとインスリン分泌が少ない

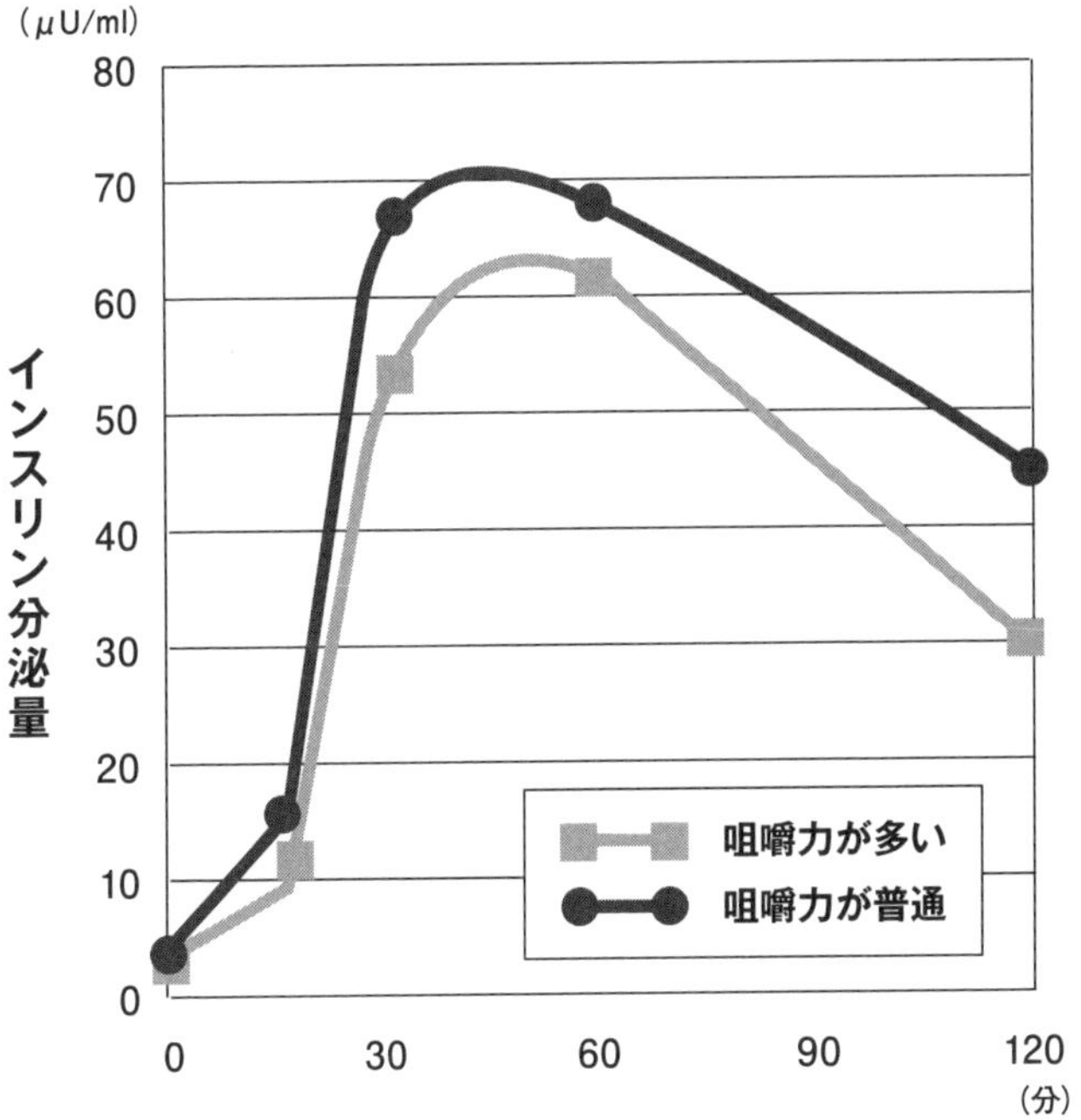

＊白澤卓二著『70歳からの肉食革命』（山と渓谷社）より（出典:武井典子ほか,「平成14年度厚生労働科学研究費補助筋報告書」,353-356.2003）

噛む力がある（咀嚼力が多い）人ほどインスリン分泌量は少ない。インスリンが多く分泌されるほど血糖値が上がるので、よく噛む人は結果的に血糖値が上がりにくくなる

「何を食べないか」のほうが大事

本書では健康長寿に役立つさまざまな食品を紹介していますが、**「何を食べるか」よりも大切なことがあります。それは「何を食べないか」ということです。**

食べ物に含まれる成分の中には、健康を害する毒物も含まれています。ケトン体食の7つの基本にある「加工食品はできるだけ避ける」や「ドレッシングや調味料は自家製のものを使う」は、毒物を体の中に入れないようにするためです。

特に白米や砂糖、化学調味料などは、次から次へと食欲が増してしまう中毒性があり、どうしても食べたくてがまんできない状態になってしまいます。

左ページは、食べないほうがよい食べ物のリストです。甘いお菓子を食べると得られる幸福感は、血糖値が急上昇し脳の満腹中枢も同時に満たされるために起こります。ファストフードやパン、単品食、ラーメンも炭水化物が糖に変わるため血糖値が上がりやすく、中毒性をもたらします。ソーセージなどの加工肉は毒性のある添加物が含み、スナック菓子は毒性のある酸化した油、マーガリンも毒性のある油です。

摂らないほうがよい食べ物

単品食

牛丼、かつ丼、カレーライス、チャーハンなどの単品食は、炭水化物の摂りすぎになりやすい。味付けも濃く塩分や油の摂りすぎにもなるので1人のときは避ける。どうしても食べなければならないときは、野菜の小鉢などを加え、ごはんは残す

甘いお菓子

ケーキやチョコレート、アイスクリーム、どら焼き、まんじゅうなど砂糖をふんだんに使ったお菓子はできるだけ控える。どうしても食べたいときは自然素材の甘味(黒糖など)が使われた良質なものを少量にとどめる

ラーメン

スープを全部飲み干すと1日の塩分摂取量を軽く超えてしまうほか、炭水化物や油の摂りすぎになりがちな食べ物。またインスタントラーメンやカップ麺には食品添加物がたっぷり含まれている。どうしても食べなければならないときは、麺もスープも残す

スナック菓子

ポテトチップスを始め、いも類や豆類、とうもろこし、小麦粉などを高温で揚げたスナック菓子は、古くなって酸化した油を摂ることになるので避ける。酸化した油は過酸化脂質を増やし、老化や発がんを引き起こすこともある

ハムやソーセージ

ハムやソーセージ、ベーコンなどの加工肉には、発色剤(亜硝酸塩)や防腐剤(ソルビン酸)などの危険な食品添加物が多量に使われている。加工肉が大腸がんのリスクを上げるという海外の論文もあるので、できるだけ避ける

ファストフード

ハンバーガー、フライドチキン、フライドポテト、ピザ、ドーナツなどのファストフードは、脂質と炭水化物の摂りすぎになりがち。また作りたてでない場合は、油が酸化していることもある。できるだけ避ける

マーガリン

マーガリンや菓子パンなどに使われているショートニングは、トランス脂肪酸が多く含まれているが、この脂肪酸は悪玉コレステロール(LDL)を増やし、善玉コレステロール(HDL)を減らすと言われている。マーガリンを使うくらいならバターのほうがよい

パン類

白いパンに使われている精製された小麦粉は炎症を引き起こすこともある(178ページ)。また菓子パンにはショートニングなどのトランス脂肪酸、食品添加物がふんだんに使われているので避ける。どうしても食べたいなら、全粒粉やライ麦のパンを

＊参考文献：白澤卓二監修『医者が教える最強の食事術』(宝島社)、『図解 名医が教える 病気にならない最強の食事術』(扶桑社)

糖類ゼロでも血糖値は上がる

肥満や糖尿病が気になる人は「糖類ゼロ」や「カロリーゼロ」と表記された食品を手に取りがちです。ところが、**糖類の代わりに添加されている人工甘味料にも、肥満や糖尿病のリスクがあるのです**。

お菓子や清涼飲料水、乳飲料、酒類などに幅広く使用されているスクラロースという人工甘味料があります。左ページのグラフは、肥満の人が食事の前にスクラロースまたは水を摂った後、食事の代わりとしてブドウ糖を摂り、血糖値の上昇を調べたものです。**結果はスクラロースを摂ると、水を飲んだときより血糖値が上がり、また急激に下がることがわかりました**。

人工甘味料は腸内細菌に影響を与え、腸の働きを悪くして、肥満の原因になることもわかってます。

さらに人工甘味料は麻薬のコカイン以上の強い依存性があるとも言われています。絶対に手を出さないようにしたいものです。

人工甘味料（スクラロース）でも血糖値が上昇

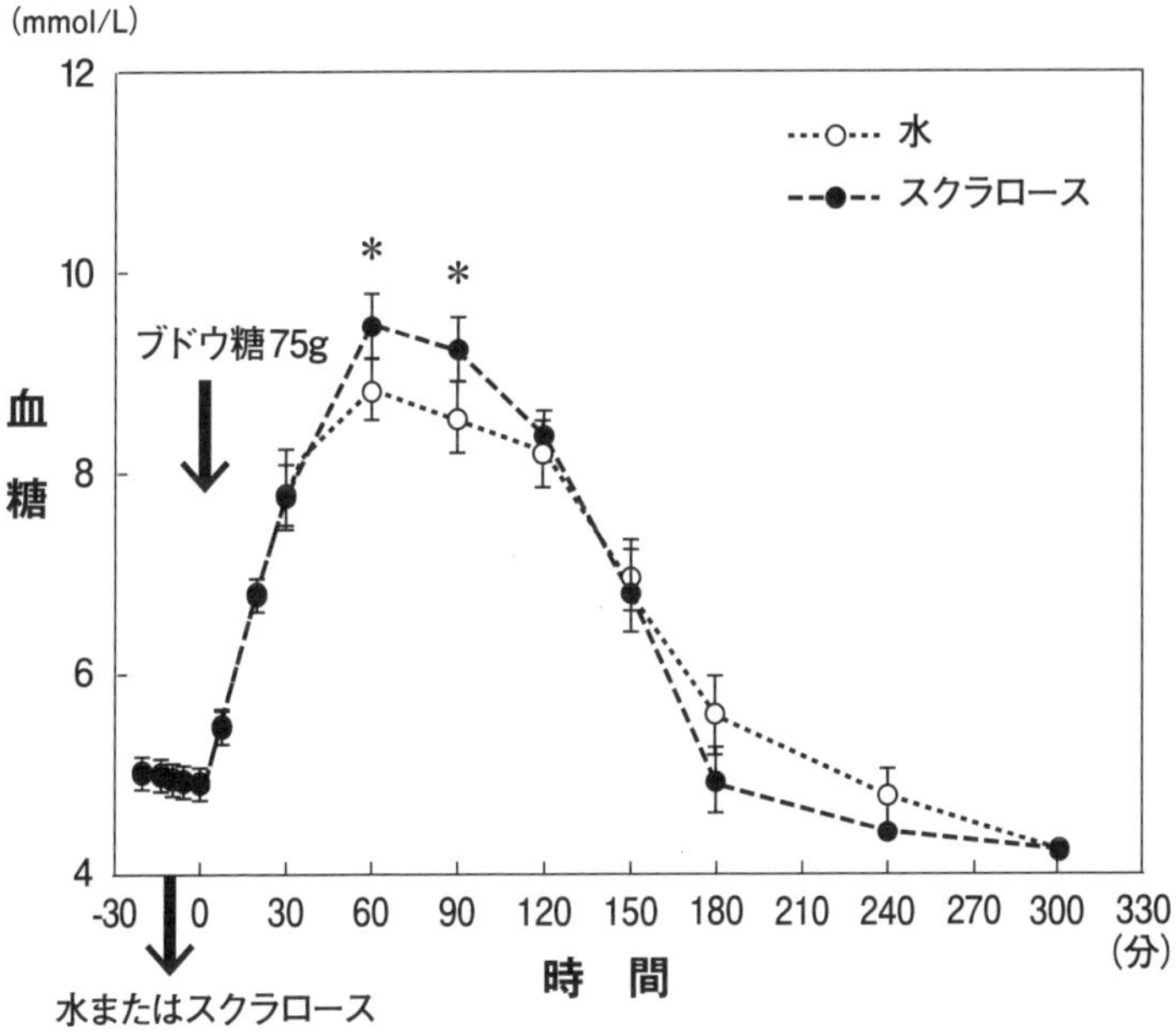

＊Sucralose Affects Glycemic and Hormonal Responses to an Oral Glucose Load；Diabetes Care. 2013 Sep; 36(9): 2530-2535.より一部改変

人工甘味料のスクラロースまたは同量の水を飲んで、10分後にブドウ糖75g（食事の代わりになる）を摂取して、血糖値の変化を追った。スクラロースのほうが水よりも血糖値のピークが高く、180分後には水より下がった。つまり血糖値が急激に上がり、急激に下がったことになり、血管へのダメージも大きいと考えられる

ジャンクフードは百害あって一利なし

甘いお菓子や塩味のスナック菓子などの加工食品は、ジャンクフードと呼ばれています。これにチキンナゲットや即席麺、冷凍食品などを含めたものが「超加工食品」です。コンビニの棚に並べられた多くの食品が該当します。

米国立衛生研究所のケビン・ホール博士らは、健常者の男女20人を2群に分け、第1群には超加工食品を2週間摂取した後に非加工食品を2週間摂取、第2群は順序を逆にして、それぞれの期間における摂取カロリー、体重、血液中の代謝産物を比較・検討しました。なお被検者はこの試験を1カ月泊まり込みで行いました。

その結果、**超加工食品の摂取時は、非加工食品の場合よりも摂取カロリーが1日当たり平均508㎉、炭水化物が平均280k㎉、脂肪が平均230㎉増えることがわかりました。また体重は超加工食品の摂取後に平均0・9kg増えていたのに対し、非加工食品では逆に0・9kg減っていました。**ホール博士は、この結果から、超加工食品を避けることが減量や肥満の予防に有効であることを強調しています。

超加工食品を摂ると肥満が進む

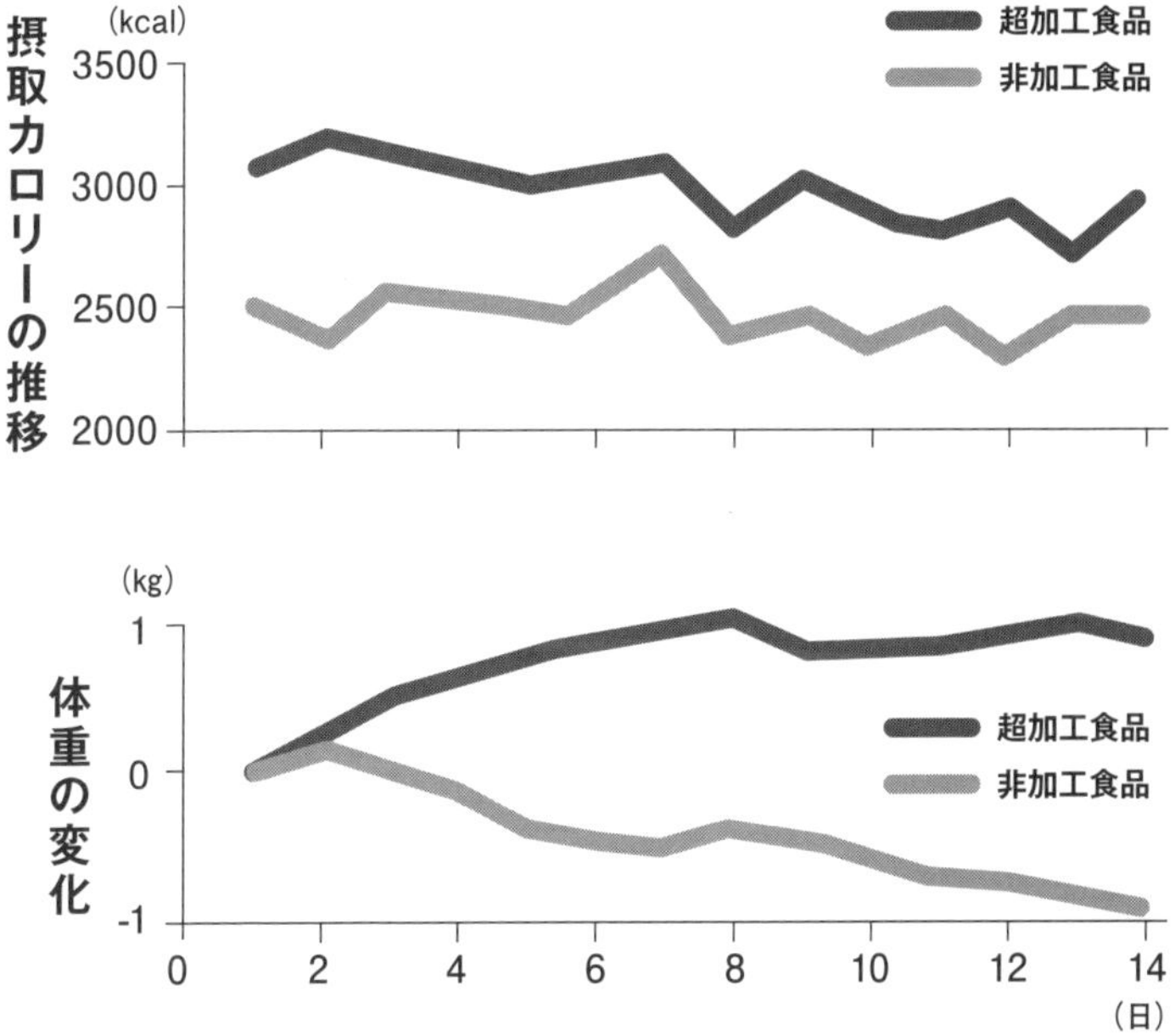

＊出　展:Ultra-Processed Diets Cause Excess Calorie Intake and Weight Gain: An Inpatient Randomized Controlled Trial of Ad Libitum Food Intake;https://doi.org/10.1016/j.cmet.2019.05.008より一部改変

ファストフードやスナック菓子などの超加工食品を摂ったときは摂取カロリーが増え、また体重も増加することが臨床試験で明らかになった。肥満を予防するには、加工食品を避け、できるだけ手作りしたものを添加物を使わない食べ物を食べたほうがよい

なぜパンを食べてはいけないのか？

パンを食べてはいけない理由は、血糖値を上げて、インスリンの過剰分泌を促すだけでなく、**グルテンによるアレルギー症状を引き起こす可能性があるからです。**

グルテンとは、小麦粉に含まれるたんぱく質の一種で、パンをふわっと膨らませる作用があります。品種改良と遺伝子組み換えなどが繰り返されている輸入小麦の多くは、グルテン濃度が高く、麻薬と同じように中毒性があると言われています。

そこで注目されるようになったのが、**「グルテンフリー」と呼ばれる食事法です。具体的にはパンを始め、小麦粉製品を一切とらないようにするのです。**

グルテンフリーが広まるにつれて、グルテンが引き起こす症状が病気が発見され、それらは「グルテン過敏症」と呼ばれるようになりました。例えば、頭痛や疲れやすさ、下痢や嘔吐といった胃腸症状、認知症やうつといった脳の病気にも関連があると言われています。原因がわからず、このような症状のある人は、1度、「小麦製品断ち」をしてみるとよいでしょう。

グルテンアレルギーの人が食べてはいけない食品

食パン／フランスパン／サンドイッチ／菓子パン／うどん／ラーメン／パスタ／ピザ／ドーナッツ／ハンバーガー／餃子／シュウマイ／肉まん・あんまん／たこ焼き／天ぷら／フライ／とんかつ／カレーライス／シチュー／ハンバーグ／ケーキ／クッキー／ビール

＊食べてはいけない食品の中にも、小麦を使っていない「グルテンフリー」の表示があるものなら食べてもよい

グルテンアレルギーの人が食べてもよい食品

米／みそ／そば／卵／豆腐／納豆／魚介類／寿司／牛肉／豚肉／鶏肉／豆類／ナッツ類、野菜／果物／いも類／キノコ類／乳製品／赤ワイン／蒸留酒

グルテンより怖いレクチンとは？

グルテン過敏症は、グルテンは腸で適切に消化・吸収されないため、腸管で炎症を起こすことが原因だという説が有力です。グルテンフリーの食事法を行うと、炎症が改善するため、症状も治まってくると考えられます。

さらに最近は、**レクチンというたんぱく質のアレルギーも指摘されています。**レクチンは穀物や豆類、果物、ナッツ、なすやトマトなどの野菜にも含まれています。**レクチンもグルテン同様、難消化性のたんぱく質で、食べすぎると腸管を傷つけ、腸管粘膜からレクチンが入り込んで、免疫機能を攻撃するようになります。**その結果、腸管や脳、関節、皮膚、血管などで炎症が起こり、がんや糖尿病、リーキーガット症候群（腸に穴が開く症状）、自己免疫疾患などの引き金になります。

食事からレクチンを完全に排除するのは困難ですが、左ページの「食べてはいけない食品」をなるべく減らしたり、レクチンを含む食品を加熱調理したり、発酵食品を摂って腸内環境を整えることで、レクチンフリーに近づけましょう。

レクチンアレルギーの人が食べてはいけない食材・食品

玄米／パン／パスタ／そば／シリアル／じゃがいも／砂糖／豆類全般（スプラウトも含む）／豆腐／枝豆／ピーナッツ／カシューナッツ（ナッツではない）／チアシード／トマト／なす／きゅうり／ヨーグルト／チーズ／アイスクリーム（カゼインA1を含む牛乳で作ったもの）／ローカロリー飲料／大豆油／キャノーラ油、コーン油など

レクチンアレルギーの人が食べてもよい食材・食品

アボカド／ナッツ全般／栗／ココナッツ／オリーブ／ダークチョコレート／海藻類／きのこ類／アブラナ科の野菜（キャベツ、ブロッコリー、白菜など）／オクラ／大根／たまねぎ／葉菜類／さつまいも／さといも／こんにゃく／魚（天然）／柿／フランス、イタリア、スイスのチーズ／みそ／キムチ／えごま油／オリーブ油など

※白澤卓二監修『図解 名医が教える 病気にならない最強の食事術』（扶桑社）より（出典：スティーブン・R・ガンドリー著、白澤卓二訳『食のパラドックス』）（翔泳社）

マーガリンは「食べるプラスチック」

マーガリンは「トランス脂肪酸」を多く含む代表的な食品です。またクッキーやドーナツ、スナック菓子などに用いられる**ショートニングにもトランス脂肪酸が多く含まれています。**

トランス脂肪酸は、植物油を固形化するために水素を添加する過程で生まれた人工的な油です。分子構造がプラスチックに似ていることから「食べるプラスチック」とも呼ばれています。

トランス脂肪酸を摂りすぎると、LDL（悪玉）コレステロールが増える一方、HDL（善玉）コレステロールが減って動脈硬化が進行し、心筋梗塞など冠動脈疾患の危険性が高まると言われています。そのため、WHO（世界保健機関）は、トランス脂肪酸の摂取量を、総エネルギー摂取量の1％未満に抑えることをすすめています。

欧米ではトランス脂肪酸の規制や表示義務などの対策を行っている国がありますが、日本ではまだ規制はないので、マーガリンなどは摂らないほうが無難でしょう。

シス型脂肪酸とトランス型脂肪酸

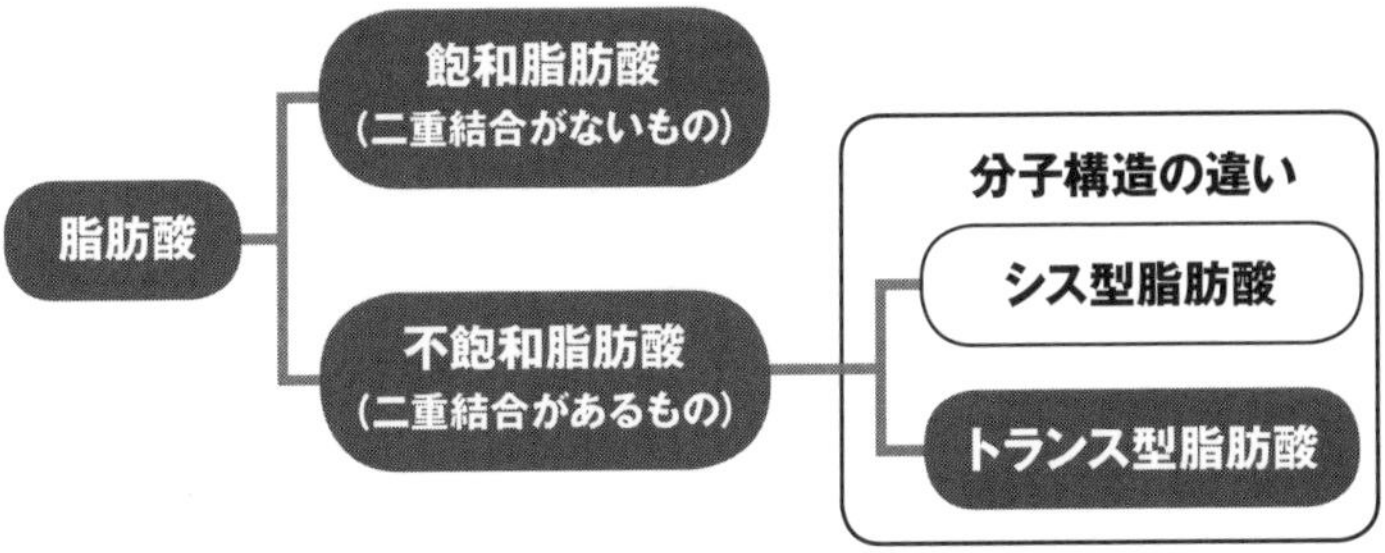

Ⓒ＝炭素　Ⓗ＝水素

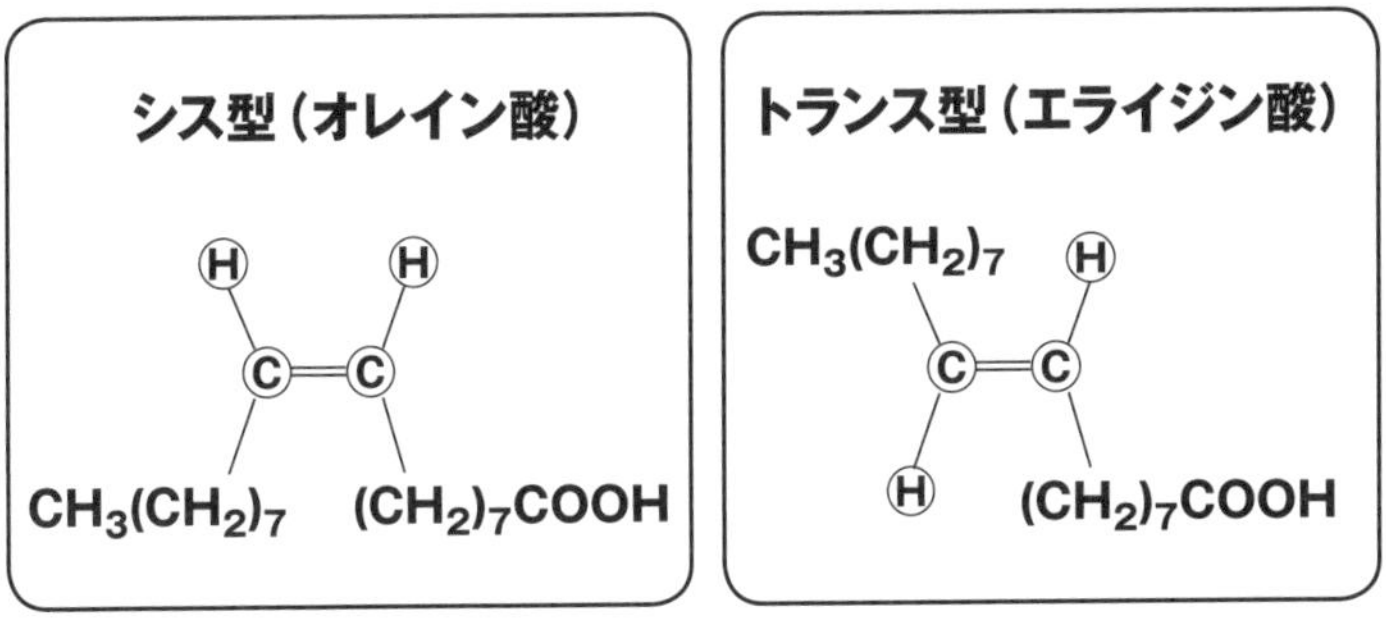

＊ウェブサイト、ものづくり.comより一部改変（出典:農林水産省Webs サイト「トランス脂肪酸」）

シス型は水素原子が同じ側にある二重結合だが、トランス型は水素原子が二重結合になっていない。自然の不飽和脂肪酸はほとんどはシス型で、常温で液体になる特徴がある。シス型から人工的に作ることのできるトランス型は、常温で半固体、固体になる。マーガリンが常温で液体にならないのはこのため

長生きするための調理法がある

老化物質であるＡＧＥｓ（18ページ）は、高温調理すると増加することがあります。卵を例にとると、高温でこんがり焼いた目玉焼きにすると、スクランブルエッグやオムレツの2～3倍ものＡＧＥｓ量になってしまいます（左ページの表）。

基本的には、生食が最も少なく、蒸す・ゆでる→煮る→炒める→オーブンなどで焼く→揚げる、と下に行くほどＡＧＥｓ量は増えてきます。つまり老化を避けるためには、できるだけ高温調理は避けたほうがよいのです。

生食できない食材であれば、**蒸し料理がおすすめです。**ＡＧＥｓ量が増えないだけでなく、調理に油を使わなくてすむと同時に、食材に含まれる余分な油を落としてくれます。またビタミンなどの栄養素が壊れにくく、生食よりも消化がよくなるというメリットもあります。

またＡＧＥｓはレモンやライム、酢など酸性の食材と組み合わせることでも減らせるので、蒸し料理と組み合わせることをおすすめします。

AGEs量は高温調理するほど多くなる

熱により糖質とたんぱく質がくっついてできるのが老化物質のAGEs。この物質が増えるほど老化が進み、糖尿病などの生活習慣病も悪化しやすくなる

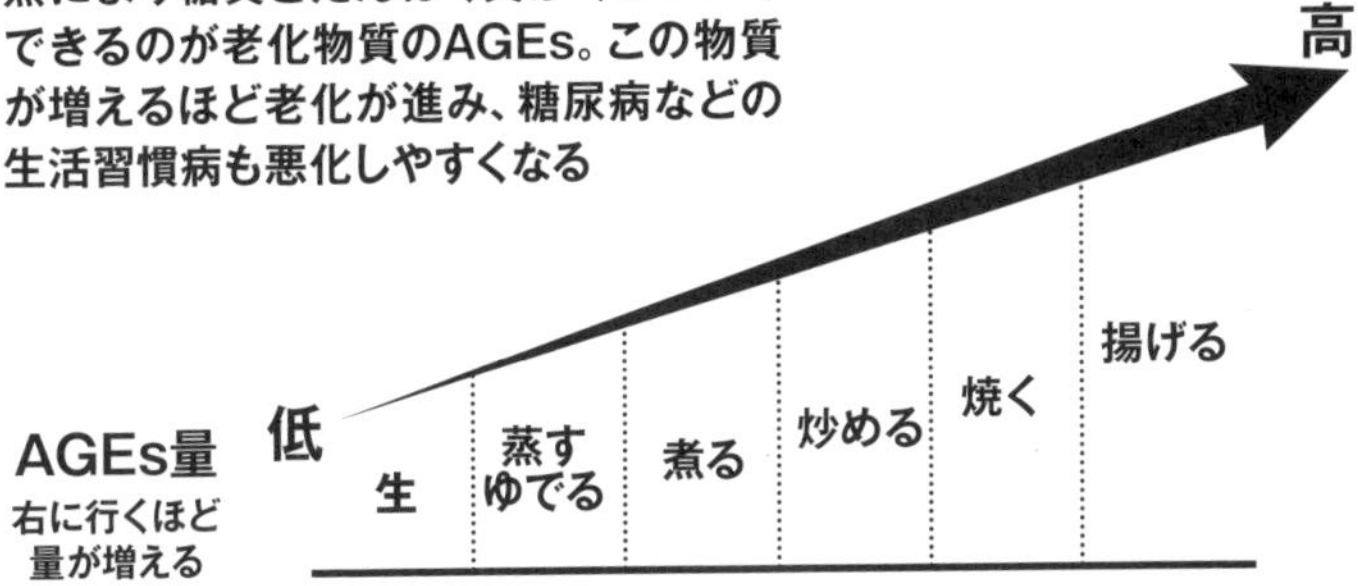

調理法によるAGEs量の違い（単位:KU）

＊1日のAGE摂取目安量は7000KU

卵(45g)	
ポーチドエッグ（5分ゆでる）	27
スクランブルエッグ（オリーブオイルで1分焼く）	73
オムレツ（オリーブオイルで12分焼く）	101
ゆで卵（10分）	179
目玉焼き	237

鶏むね肉(90g)	
皮なし鶏むね肉（生）	692
皮なし鶏むね肉（15分ゆでる）	968
皮なし鶏むね肉（電子レンジ5分加熱）	1372
皮なし鶏むね肉（15分焼く）	6245
鶏むね肉（20分揚げる）	8750

＊ウェブサイト、WOMAN SMART ビューティー（日経電子版）より（出典:J Am Diet Assoc.;110,911-916,2010）

質のよい睡眠が脳の毒を洗い流す

睡眠時間が短かったり、逆に長すぎると認知症や死亡のリスクが高くなるというデータがあります（左ページのグラフ）。

最近の研究では、睡眠中にアミロイドβ（98ページ）などの脳の老廃物が洗い流されていることがわかりました。

ワシントン大学が行った調査では、よく眠れている人ほどアミロイドβの蓄積が少ないことがわかっています。

5時間以下の短い睡眠時間では脳の萎縮するスピードが速くなり、認知機能の低下も進みやすいと言えます。ただ睡眠時間が長くても認知症のリスクが高まるので、**大事なのは時間ではなく、質のよい睡眠をとることでしょう**。

朝すっきり目覚めて、日中に強い眠気におそわれないのであれば睡眠時間は足りています。逆に眠っても疲れがとれなかったり、日中強い眠気を感じるようであれば睡眠が足りていません。よく眠るための工夫をしてみましょう。

睡眠時間と認知症リスク・死亡リスクの関係

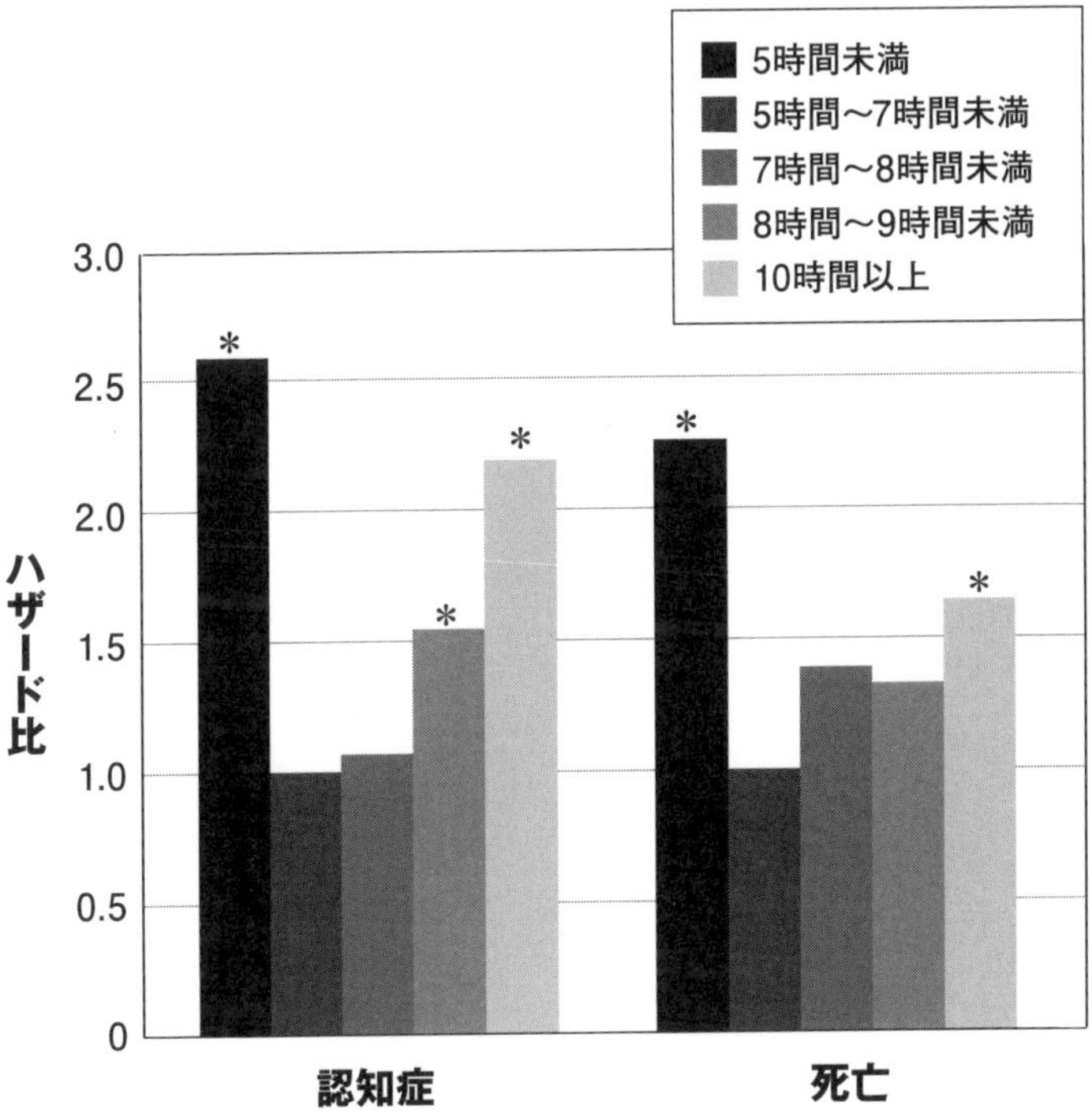

＊参照群（5時間～7時間未満）と比較して統計学的に優位差あり

＊ウェブサイト、ヘルスUP 日経Gooday 30+（日経電子版）より（出典:J Am Geriatr Soc. 2018 Jun 6. doi: 10.1111/jgs.15446.）

睡眠時間が5時間未満の人は認知症リスクが2.64倍、死亡リスクが2.29倍に。また10時間以上の人はそれぞれ2.23倍、1.67倍に上昇することから、睡眠時間は短かすぎるのも長すぎるのもよくないことがわかった

90歳になっても筋トレで筋力アップ

筋肉はいくつになっても鍛えることができます。スペインのナバーラ州立大学理学療法学部のミケル・イズクイエルド教授らの研究チームは、91〜98歳の高齢者24人を2つの群に分け、一方の群に筋トレなどの高齢者用エクササイズプログラムを週2日、12週間にわたって指導しました。一方の対象群は1日30分のストレッチなど軽いエクササイズを週4回、12週間行ってもらいました。

実験開始前と開始後で、筋トレ群は上肢の筋肉が平均11%、下肢の筋肉が平均20%も増強しました。一方、対象群は上肢で平均18%、下肢で平均14%低下しました。また実験群は筋肉が増えただけでなく、歩行速度が速まり、平衡感覚が改善して転倒回数も減少しました。

第3章で述べたように、**歩行速度は寿命と関係しています。65歳以上の男女3万4485人を最長21年間追跡した研究でも、歩行速度が速い人ほど予想生存年が長くなると報告されています（左ページグラフ）。**

歩行速度と予想生存年数

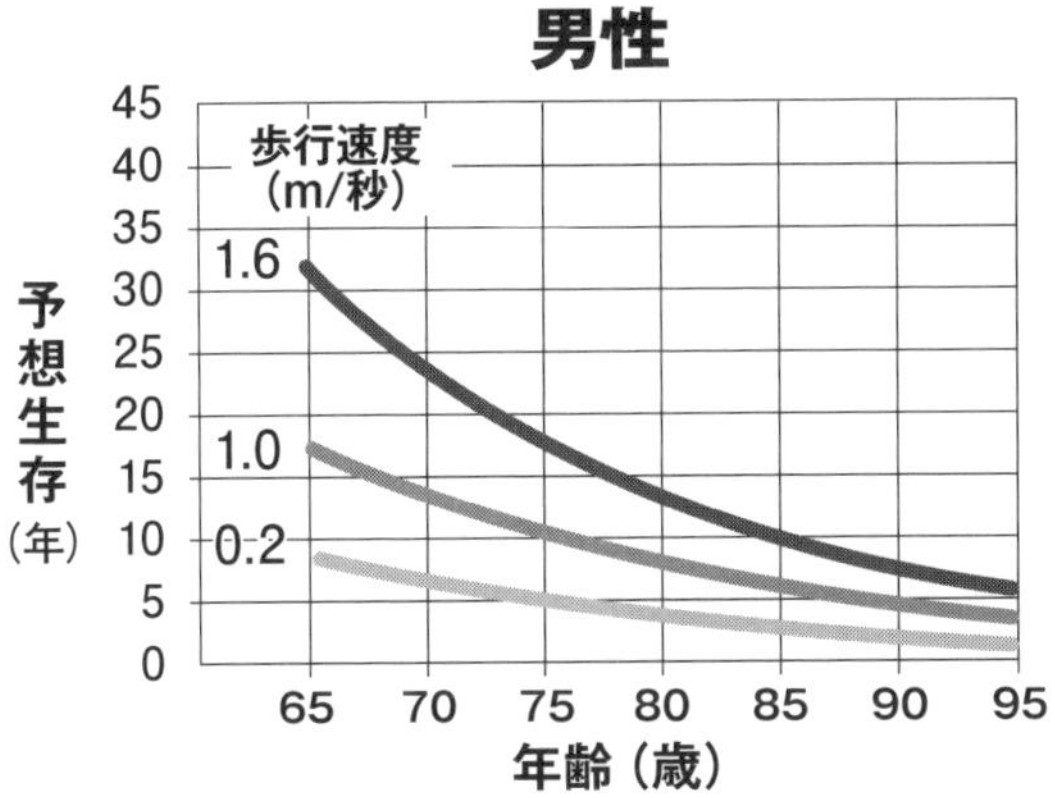

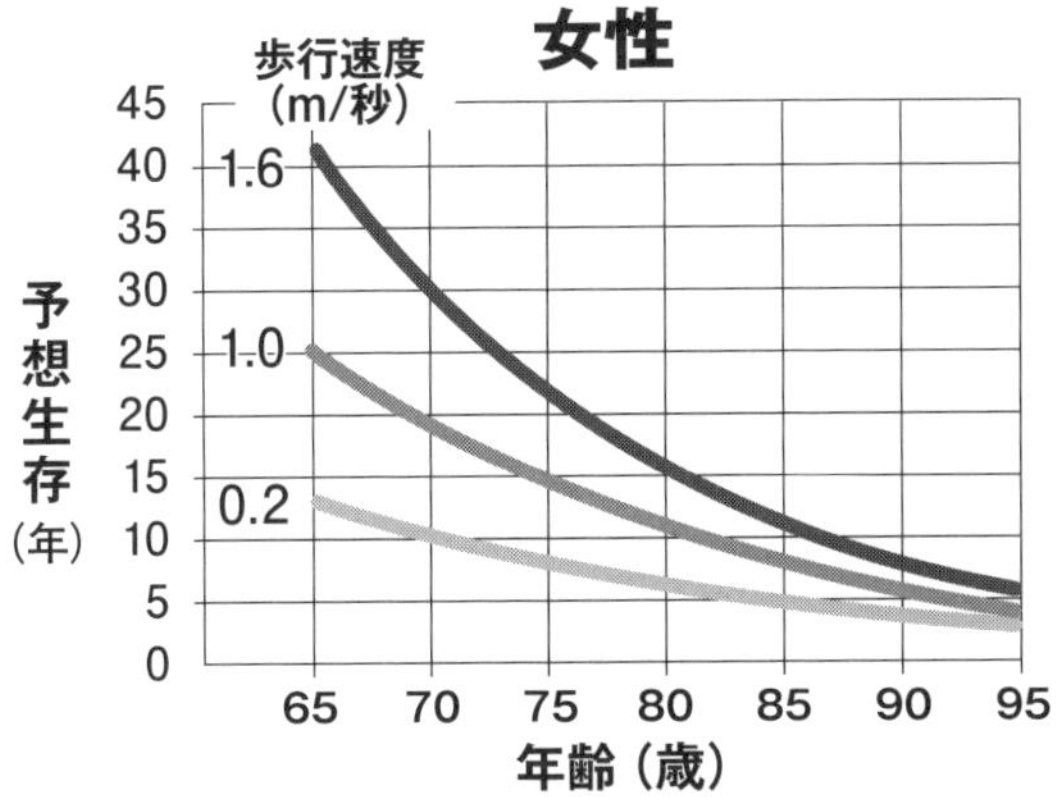

※岐阜新聞Webより（出典:米国医師会雑誌305巻50-58頁、2010）

平均的な歩く速さは、秒速0.8～1.0メートル（m）。65歳以上の男女3万4485人を最長21年間追跡したところ、1.6m/秒で歩く人の平均寿命は95歳以上、0.8m/秒の人は約80歳、0.2m/秒の人は約74歳だった。グラフが示すのは、歩行速度を基にした理論上の予想生存年数

運動は筋力低下ばかりか認知症も防ぐ!

運動の効果は、筋力低下を防ぐだけではありません。**運動をすると認知症の予防になることも知られています。**米ピッツバーグ大学で行った55~80歳の男女を対象とした研究では、有酸素運動（ウォーキング）を行うと、脳の記憶を司る海馬が増大することがわかりました（左ページのグラフ）。

ウォーキングが認知症の予防によいのは、体を動かすことによる刺激や、屋外の風景に接することで、脳がさまざまな刺激を受けるからだと言われています。

認知症予防にウォーキングがよいからといって、今まで運動習慣がなかった人が、最初から1日1万歩を目指すと、膝を痛めてしまうでしょう。まずは1日15分のウォーキング習慣をつけることから始めましょう。慣れてきたら、時間を長くしたり、歩き方に緩急をつけるなど、自分の体力に合ったウォーキングを楽しむようにします。また坂道を歩くと、平坦な道に比べて運動量が2倍になるので、ウォーキングコースに坂道を加えるのもおすすめです。

ウォーキングで脳の海馬が増大

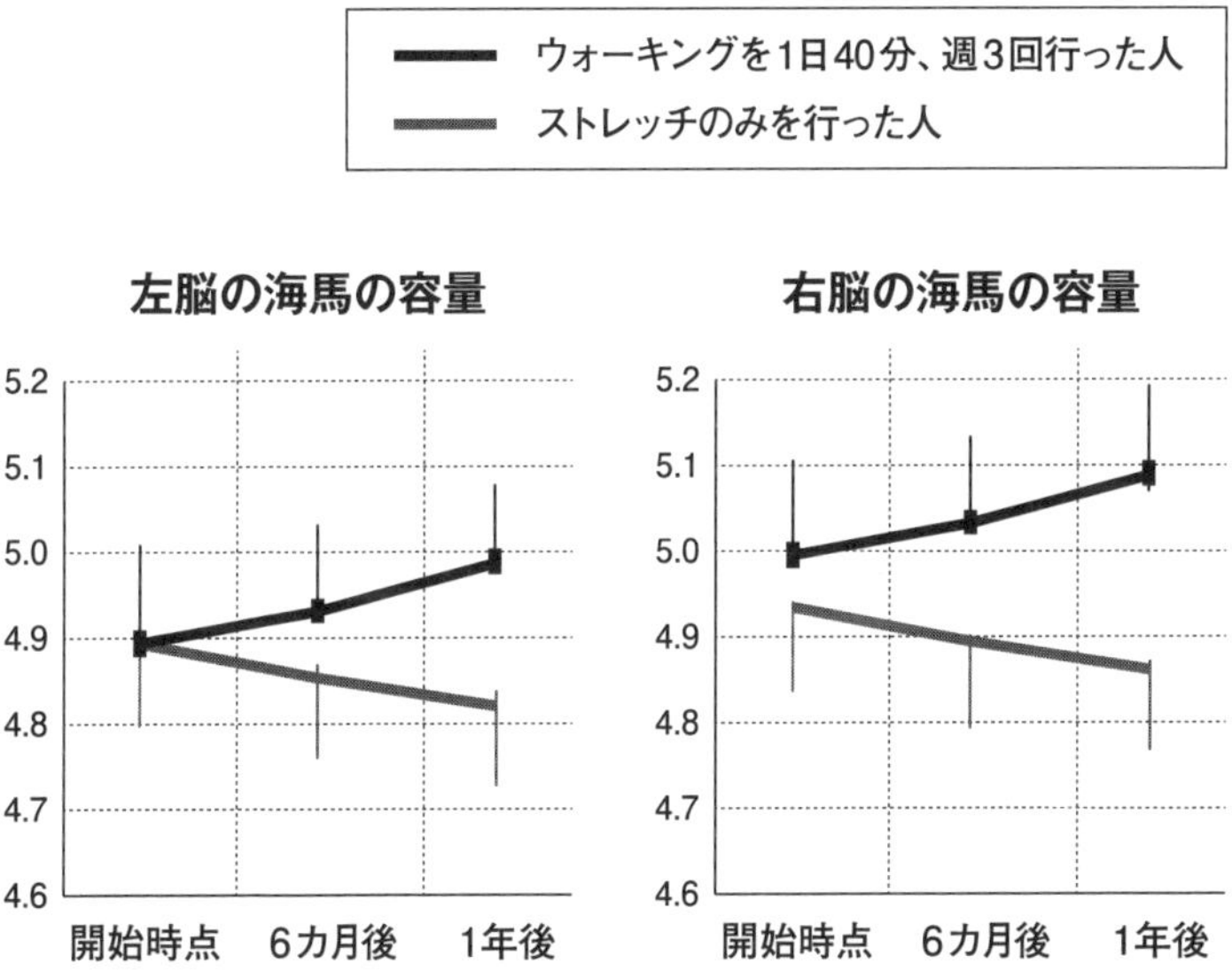

＊BIGLOBEニュース(NEWポストセブンの転載) より(出典:Ericson et al.2011)

アメリカのピッツバーグ大学の研究。海馬は記憶を司る脳の器官(96ページ) で、加齢とともに縮小するといわれているが、1日40分、週3回のウオーキングをしていた人は左右とも海馬が大きくなった。ストレッチのみを行った人では逆に縮小した

白澤卓二（しらさわ・たくじ）

白澤抗加齢医学研究所　所長　医学博士
お茶の水健康長寿クリニック　院長
千葉大学予防医学センター客員教授
Residence of Hope館林　代表

1958年神奈川県生まれ。1982年千葉大学医学部卒業後、呼吸器内科に入局。1990年同大学院医学研究科博士課程修了、医学博士。東京都老人総合研究所病理部門研究員、同神経生理部門室長、分子老化研究グループリーダー、老化ゲノムバイオマーカー研究チームリーダーを経て、2007年より2015年まで順天堂大学大学院医学研究科加齢制御医学講座教授。専門は寿命制御遺伝子の分子遺伝学、アルツハイマー病の分子生物学、アスリートの遺伝子研究。米国ミシガン大学医学部神経学客員教授、日本ファンクショナルダイエット協会理事長、日本アンチエイジングフード協会理事長、アンチエイジングサイエンスCSO、千葉大学予防医学講座客員教授。著書は『100歳までボケない101の方法』『老いに克つ』『「砂糖」をやめれば10歳若返る！』『ココナッツオイルでボケずに健康！』『アルツハイマー病　真実と終焉』『アルツハイマー病が革命的に改善する33の方法』『Dr.白澤のアルツハイマー革命 ボケた脳がよみがえる』『解毒・神経再生でアルツハイマー病は予防・治療できる！患者様と家族のための新たな選択肢』『認知症サバイバーの証言』『お菓子中毒』など300冊を超える。また、『世界一受けたい授業』『林修の今でしょ！講座』などのテレビ番組にも出演、わかりやすい医学解説が好評を博している。

最新研究でわかった日本人の長生き栄養学

2020年6月30日　初版第1刷発行

著　者　白澤卓二
発行者　澤井聖一
発行所　株式会社エクスナレッジ
〒106-0032　東京都港区六本木7-2-26
http://www.xknowledge.co.jp/
問合先　編集 TEL.03-3403-6796　FAX.03-3403-0582
info@xknowledge.co.jp
販売 TEL.03-3403-1321　FAX.03-3403-1829